现代药学基础与中西医诊疗

李洁琼 等 著

汕头大学出版社

图书在版编目（CIP）数据

现代药学基础与中西医诊疗 / 李洁琼等著 . -- 汕头：
汕头大学出版社，2022.5
ISBN 978-7-5658-4675-5

Ⅰ．①现… Ⅱ．①李… Ⅲ．①药物学②中西医结合－
诊疗 Ⅳ．① R9② R4

中国版本图书馆 CIP 数据核字（2022）第 090305 号

现代药学基础与中西医诊疗
XIANDAI YAOXUE JICHU YU ZHONGXIYI ZHENLIAO

作　　者：李洁琼　等
责任编辑：黄洁玲
责任技编：黄东生
封面设计：刘梦杳
出版发行：汕头大学出版社
　　　　　广东省汕头市大学路 243 号汕头大学校园内　邮政编码：515063
电　　话：0754-82904613
印　　刷：廊坊市海涛印刷有限公司
开　　本：710mm×1000mm　1/16
印　　张：9.75
字　　数：150 千字
版　　次：2022 年 5 月第 1 版
印　　次：2023 年 3 月第 1 次印刷
定　　价：198.00 元
ISBN 978-7-5658-4675-5

作者名单

李洁琼（新疆农业职业技术学院生物科技分院制药工程教研室）

李　岩（河北省药品职业化检查员总队<河北省疫苗检查中心>）

陈　亮（毕节市中医医院）

白　浩（重庆大学附属肿瘤医院药学部）

刘丰坤（昌乐县人民医院）

周玉玺（潍坊市人民医院）

前 言

PREFACE

　　近年来，药学与中西医学自身经验不断丰富，现代医学理论更新发展迅速，新科技、新方法不断涌现，使药学与中西医学得到了长足的进展。为紧跟药学与中西医学发展，我们组织各方面专家、教授撰写了此书。

　　本书重点介绍了以下内容：药物治疗的一般原则、治疗药物监测、消化系统疾病中西医诊疗、消化系统肿瘤的中西医诊疗等内容。全书内容深入浅出，条理清晰，科学实用，着眼于临床，理论密切联系实际，继承与发扬相结合，力求中西医的有机结合，为选择疾病的优秀治疗方案提供参考和依据。参与撰写的各位作者长期工作在繁忙的医、教、研第一线，在撰写过程中付出了艰辛的劳动，在此表示衷心的感谢。

　　在撰写过程中，由于作者较多，撰写方式和文笔风格不一，再加上时间有限，难免存在疏漏和不足之处，望广大读者提出宝贵意见和建议，以便再版时修订，谢谢。

目 录
CONTENTS

第一章　药物治疗的一般原则 ·· 1

　　第一节　诊断明确后再用药原则 ·································· 1

　　第二节　合理用药原则 ··· 2

　　第三节　遵循有效和经济用药原则 ····························· 5

　　第四节　内科常见疾病的药物治疗 ····························· 6

第二章　治疗药物监测 ·· 23

　　第一节　治疗药物监测的必要性 ································· 23

　　第二节　治疗药物监测的实施 ···································· 29

第三章　消化系统疾病中西医诊疗 ·································· 37

　　第一节　胃食管反流病 ·· 37

　　第二节　胃炎 ··· 43

　　第三节　消化性溃疡 ··· 50

　　第四节　习惯性便秘 ··· 56

　　第五节　功能性消化不良 ··· 61

　　第六节　克罗恩病 ·· 67

　　第七节　肝硬化 ··· 76

第八节　脂肪肝 ……………………………………………… 82

第四章　消化系统肿瘤的中西医诊疗 ……………………… 89

第一节　胃癌 ……………………………………………… 89

第二节　大肠癌 …………………………………………… 105

第三节　肝癌 ……………………………………………… 120

第四节　胰腺癌 …………………………………………… 134

参考文献 ………………………………………………………… 148

第一章 药物治疗的一般原则

笔者主张疾病的治疗应选择合适的治疗方法，必要时联合多种治疗手段，但药物仍是内科常见病、多发病的主要治疗手段。虽然新的高效和高特异性药物的应用明显提高了疾病的疗效，但是药物的治疗应基于一定的原则，否则不仅不能治病，反而会引起医源性疾病，为患者带来身心痛苦和经济负担。因此，掌握药物治疗疾病的一般原则尤为重要。

第一节 诊断明确后再用药原则

药物治疗的前提应该是对患者的诊断明确，否则成了无的放矢。疾病要依据患者的症状、体征和必要的辅助检查，经过缜密的逻辑分析，做出诊断和鉴别。如高血压，首先根据诊断标准明确是否存在高血压，其次考虑是原发性还是继发性，最后视患者的具体诊断结果选择合适的药物治疗，并不是盲目地发现患者血压高就给药治疗。

对疾病的药物治疗，还需明白疾病的病因和病理生理发展过程。如肺炎，可由细菌、真菌、结核分枝杆菌、支原体、病毒、衣原体、螺旋体、立克次体及部分原虫等所致感染，只有具备适应证时才可使用抗菌药物，即使是细菌感染还有革兰氏阴性菌和革兰氏阳性菌之分。只有积极通过其分泌物——痰的培养、药敏试验和一些血清学检查，才能为针对性的药物治疗打下基础。

熟悉疾病的病理生理发展过程也非常重要。充血性心力衰竭是临床上极为常见的危重症，常是不同病因的器质性心脏病终末期的表现。它是心脏工作能力的减损，造成心脏排血量的下降，导致动脉系统的灌注不足和静脉系统淤血的一组心脏循环综合征。只有明确了其病理生理过程，才能根据需要选择强心药物、利尿剂或者血管扩张剂。

当然，对短期内不能明确诊断的疾病，适时采用对症处理也是必要的。如高热，有些不能一时明确诊断，也应进行积极的退热处理，包括物理降温和补充体液，也可以慎重地应用一些解热抗炎药物。但原则需谨记，明确诊断后才是进一步治疗的关键。

第二节　合理用药原则

不合理用药是一个世界性问题，世界卫生组织（WHO）指出，在全球每三个死亡患者中就有一个是因为不合理用药，数字触目惊心。有文献报道，抗生素用药费占总药费的1/3，但其合理用药率不足50%，所致药源性疾病发生率也逐年上升。另外，不合理用药也和药物的不良反应呈正相关。

一、掌握适应证、禁忌证，正确选择药物

掌握适应证、禁忌证，正确选择药物在治疗过程中起着至关重要的作用，尤其在抗生素的应用上表现得更为突出。临床医师要在诊断明确的基础上对症下药，对药物要有全面的了解，特别对药物的药理作用、适应证、禁忌证、不良反应和药物的相互作用要全面掌握，才能为合理选药提供保障。国内的一项调查表明，不合理用药表现在：已经明确的病毒感染性发热，多数应用抗生素；外科患者几乎常规地把抗生素用于无菌手术前，甚至手术前后连续应用，显然是不合理的。此外，预防性应用抗生素目前仍较普遍。无适应证地滥用抗生素，不仅会造成患者的经济负担和资源浪费，而且会增加药物的不良反应、细菌耐药性、菌群失调和严重的二重感染的机会。

对药物适应证掌握不严的情况也多见于肾上腺皮质激素类药物。例如，把此

类药物当作一般解热镇痛或者消炎药，结果将引起感染加重、诱使消化性溃疡出血或骨质疏松患者发生病理性骨折等。又如，不应把皮质激素作为风湿性关节炎的首选药物，而实际情况却恰恰相反。再如，不加区别地把皮质激素应用于小儿肺炎，但临床实践证实皮质激素对小儿肺炎主要症状和体征无明显影响，也不缩短平均住院时间，反而会引起患儿呼吸道的菌群失调，降低患儿的抗病能力，增加治疗上的困难。皮质激素一般仅限于重症感染患者作为综合治疗的组成部分，并在有效抗菌药物治疗的基础上使用，也常作为激素替代疗法应用。重度高血压、严重的糖尿病、严重骨质疏松、活动性消化性溃疡、抗菌药物不能控制的严重细菌或真菌感染、妊娠早期及严重精神病等则是肾上腺皮质激素类药物的禁忌证。此外，其他的适应证不强而乱用的药物还有解热镇痛和维生素类药物。

二、合理联合用药

当今，药物种类越来越多，相互之间作用也随之越来越复杂，很多药物在上市前所做的药物相互作用试验也仅限于一些传统的药物。如果不考虑药理、药化、药效和机体本身因素而盲目地联合用药，那么会适得其反。因此，做到科学用药、合理用药、减少和杜绝药物不良反应的发生、降低药品费用、保障人民生命安全是医务工作者义不容辞的责任。联合用药仅限于增强疗效、降低毒性及延缓耐药性的发生。

（一）增强疗效

医生常常通过药物联合应用来增加疗效，更好地解除患者的病痛，现举例说明。①磺胺甲噁唑＋甲氧苄啶：在细菌叶酸代谢过程中呈双重阻断，抗菌性增强，抗菌谱扩大。②棒酸＋阿莫西林：棒酸能抑制 β-内酰胺酶，使阿莫西林对耐药菌株仍有效。③亚胺培南＋脱氢肽酶抑制剂西司他丁：能保持亚胺培南在泌尿道具有强大的杀菌力。④抗癌药物只有在联合应用时才能获得较好的治疗效果。⑤在高血压的治疗中，当一种降压药的效果不理想时，常根据需要联合用药，增强降压疗效。

（二）降低毒性

临床上可以通过药物的联合应用，减少不良反应的发生。例如，异烟肼＋维生素B_6可以减少前者引起的神经系统毒性，氨茶碱和镇静催眠药合用可以减少氨茶碱的中枢兴奋作用。临床上有些联合用药既增加疗效又减少不良反应。例如：氢氯噻嗪与氨苯蝶啶合用既可增强利尿效果，又可预防氢氯噻嗪引起的低血钾；硝苯地平与β受体阻滞剂联合应用，不仅可以减少前者可能引起的心动过速，还可以有效地降低血压和减轻胸痛，减少近期死亡的危险；在抗癌方面，应用大剂量氨甲蝶呤可增强疗效，并加用四氢叶酸能减轻其骨髓抑制不良反应。

（三）延缓耐药性的发生

抗结核治疗是典型的例子，结核分枝杆菌对单药治疗时易产生耐药性，联合用药则可延缓细菌耐药性的产生。临床上常采用异烟肼＋链霉素＋对氨基水杨酸（或利福平）＋乙胺丁醇等联合应用。

三、遵循安全用药原则

药物具有二重性。在具有治疗作用的同时，也有发生不良反应的可能性。不良反应的发生可因药物本身的性质、患者的自身差异及用药的不同而各异。应用药物时要严格遵循安全用药原则，防止不良反应的发生。

（一）充分考虑患者的生理、病理状况，观察综合效果

医师在用药时要充分考虑每个患者的自身差异，切忌用药千篇一律，而应根据患者的生理、病理状态选择合理的药物。如果医师不注意了解患者的用药史、药物过敏史和是否有特异体质及不详细掌握患者病情，那么可能使患者引起变态反应和其他不良反应。在药物治疗过程中，医师要有高度的责任心，细致观察药物治疗的效果、患者的反应，根据疗效和患者的个体特点，适时做出调整。

（二）熟悉药物的药理学知识

医师应熟悉药物的药理学知识，不应仅仅满足于药品说明书，必要时应查阅相关药理学方面的专著，同时要不断学习、积累，在实践中总结经验。在应用药物时不仅仅要考虑其适应证，更应分析此种药物所带来的综合效果（药效和不良反应）。在权衡利弊做出判断后，把药物的不良反应告诉患者，以便医患相互配合，及早发现不良反应，做出相应对策，从而更好地服务患者。

第三节 遵循有效和经济用药原则

一、遵循有效用药原则

随着网络化及广泛协作体系的建立，以证据为基础的循证医学逐渐代替了以个人经验为依托的经验医学。随机、双盲、对照、多中心、大样本的药物前瞻性临床研究，通过国际性、跨地区、多中心的临床试验，其结论客观可靠，可作为药物有效性的依据。临床医师在用药时要充分认识循证医学，坚持遵循有效用药原则，避免盲目地增加患者的负担。

二、遵循经济用药原则

目前，盲目使用高价药、进口药的现象较为普遍。有人认为，新药一定比传统药效果好、不良反应少，虽然价格昂贵，但依然选择。从药物经济学角度考虑，虽然新药可能疗效好一些，不良反应可能减少，但疗效价格比明显降低，对社会资源造成浪费，增加患者经济负担。临床医师用药时应从患者的整体利益来考虑，合理遵循经济用药原则。为患者治疗的同时，充分考虑疗效、药品价格、不良反应等因素，以期在达到较好的治疗效果的同时经济负担最小，合理地分配有效的医疗资源。

第四节 内科常见疾病的药物治疗

随着分子生物学、网络信息、计算机、循证医学、功能影像学、微量检验技术等在临床中的应用，内科疾病的病因、诊断、治疗向纵深方向发展。新的治疗手段不断推出，尤其是介入治疗，但药物仍是内科常见疾病主要治疗手段。本节简要介绍部分常见疾病的药物治疗。

一、常见心血管系统疾病的药物治疗

（一）高血压

高血压是一种常见的以体循环动脉血压增高为主要特点的临床综合征，可分为原发性高血压和继发性高血压。降压的目的就是给患者缓解或控制高血压症状，使其血压恢复或接近正常，改善其生活和工作能力，并预防并发症。

1. 抗高血压药物的分类

（1）利尿剂。①排钾利尿药：氢氯噻嗪、呋塞米、吲达帕胺。②保钾利尿药：螺内酯、氨苯蝶啶。

（2）β受体阻滞剂。①非选择性β受体阻滞剂：普萘洛尔、噻吗洛尔、吲哚洛尔、拉贝洛尔。②选择性的β_1受体阻滞剂：阿替洛尔、美托洛尔、比索洛尔、醋丁洛尔、艾司洛尔。

（3）钙通道阻滞剂（CCB）。①非二氢吡啶类：维拉帕米、地尔硫䓬。②二氢吡啶类：硝苯地平、非洛地平、尼莫地平、氨氯地平、拉西地平。

（4）血管紧张素转化酶抑制剂（ACEI）。第一代：卡托普利；第二代：依那普利；第三代：贝那普利、西拉普利、赖诺普利、培哚普利、福辛普利。

（5）血管紧张素Ⅱ（AngⅡ）受体阻滞剂（ARB）。包括氯沙坦、缬沙坦、厄贝沙坦。

（6）选择性α_1受体拮抗剂。包括哌唑嗪、特拉唑嗪及多沙唑嗪。

2．各类抗高血压药物概述

（1）利尿剂

①药理作用和机制：排钾利尿剂主要是抑制钠和氯的重吸收，大量钠、氯离子带水分排泄，钾离子排出也增加。降压机制认为是其利尿作用使细胞外液和血容量减少，因而使心排血量减少，血压下降。

②临床应用和评价：一项Meta分析证实，治疗组的舒张压较对照组降低11 mmHg，且总死亡率显著低于对照组，降低11.4%，同时也降低高血压并发症的发生率和死亡率，并能对靶器官损害起保护作用。适合轻、中度高血压患者，尤其是老年高血压包括老年单纯收缩性高血压、肥胖及并发心力衰竭患者。

③常用利尿药：氢氯噻嗪每次12.5～25.0 mg，1～2次/日。呋塞米为髓袢利尿剂是目前作用强的利尿药，一般仅用于高血压急症，尤其适合高血压伴有肺水肿者，静脉或肌内注射，每次40～80 mg，视病情可酌情增加剂量。氨苯蝶啶常与噻嗪类合用，以纠正后者引起低血钾的不良反应，常用剂量每次25～100 mg，1～2次/日。吲达帕胺常用剂量，每次2.5 mg，1次/日。

④不良反应和注意事项：利尿剂可降低血钾，尤其是噻嗪类和呋塞米，长期应用者应适量补钾。伴糖尿病或糖耐量异常、痛风或高尿酸血症，以及肾功能不全者不宜应用；伴高脂血症和妊娠者慎用。

（2）β受体阻滞剂

①药理作用和机制：β受体阻滞剂降压作用主要通过对β受体的拮抗，降低心排血量，使外周血管阻力下降；抑制肾素释放，使血浆肾素活性降低，其抗高血压作用可能是由多种机理引起的。

②临床应用和评价：β受体阻滞剂单用的疗效和ACEI及CCB相近，作用安全可靠，并能降低患者的总死亡率和心血管事件的发生率，改善患者的预后，并具有逆转左心室肥厚的作用。其主要适用于轻、中度高血压，尤其在静息时心率较快（大于等于80次/分）的中青年患者，也适用于高肾素活性的高血压、伴心绞痛或心肌梗死后，以及伴室上性快速性心律失常的患者。

③常用β受体阻滞剂：普萘洛尔10～30 mg/日，分3次口服，用量应根据心率、心律和血压变化调节。美托洛尔尤其适用于伴心动过速的高血压患者，50～100 mg/日，可早晨顿服或早、晚2次服。

④不良反应和注意事项：一般为头晕、疲倦和胃肠功能紊乱，还可引起严重

的心动过缓、房室传导阻滞，诱发支气管哮喘和雷诺现象，长期应用可影响脂质代谢。此类药存在"首剂效应"，即首次应用产生严重反应，心脏受到严重抑制而出现血压下降、心率缓慢，最后心搏停止而死亡，故首次应用时需密切观察，从小剂量开始。由于存在停药综合征，因此要注意逐渐停药。禁忌证有心脏传导阻滞、哮喘、慢性阻塞性肺疾病和周围血管疾病等，胰岛素依赖性糖尿病患者应慎用。

（3）钙通道阻滞剂（CCB）

①药理作用和机制：为一类能选择性地阻滞Ca^{2+}经细胞膜上的慢通道进入细胞内，减少Ca^{2+}内流的药物，受其影响的组织包括血管平滑肌、心肌、传导组织及窦房结，促使血管平滑肌扩张，血压降低。

②临床应用和评价：CCB降压作用可靠且稳定，对中枢无抑制作用，较少引起体位性低血压，降压幅度甚至较其他种类的更大，且不影响糖和脂肪代谢，并有保护靶器官的作用。可用于各种程度的高血压，尤其适用于老年高血压伴冠心病、周围血管疾病、糖尿病或糖耐量异常、妊娠期高血压，以及合并肾功能损害患者。

③常用CCB：主要为二氢吡啶类长效剂，硝苯地平控释片每次30 mg，1次/日；硝苯地平片每次10 mg，2～3次/日；非洛地平缓释片每次5～10 mg，1次/日；氨氯地平每次5～10 mg，1次/日；拉西地平每次4～6 mg，1次/日。

④不良反应和注意事项：不良反应由其扩张血管作用造成，有头痛、面部潮红、踝部水肿，可致水钠潴留。目前，已有很多二氢吡啶类衍生物，对血管组织选择性更强，不良反应比硝苯地平小。

（4）血管紧张素转化酶抑制剂（ACEI）

①药理作用和机制：竞争性抑制血管紧张素转换酶活性，减少循环及组织中血管紧张素Ⅱ（AngⅡ）的形成，AngⅡ减少使外周血管阻力下降，醛固酮生成减少，均有利于降压。由于抑制了缓激肽的分解失活，可产生舒张血管作用，减轻后负荷。抑制缓激肽分解，促进前列腺素合成与释放，使血管舒张，抑制血小板聚集。

②临床应用和评价：ACEI不仅能有效降血压，还具有显著的保护靶器官的功能，减轻左心室肥厚的程度显著优于其他降压药。ACEI适用于高血压伴左心室肥厚、心功能不全、糖尿病并微量蛋白尿、肾功能损害等患者，可安全应用于

伴肺部疾病、周围血管病、抑郁症，以及胰岛素抵抗型糖尿病的高血压患者。ACEI与CCB合用可治疗严重或急进性高血压患者。

③常用ACEI：卡托普利口服易吸收，空腹生物利用度为70%。卡托普利片每次12.5～25 mg，2～3次/日。依那普利为不含巯基的强效ACEI，在体内水解为依那普利拉而发挥抑制血管紧张素转换酶的作用，比卡托普利强10倍，且持久，剂量为每次5～10 mg，1～2次/日。福辛普利为新型的ACEI，口服吸收缓慢而不完全，在胃肠道黏膜或肝脏内经酯化后很快转变为福辛普利拉。每次10 mg，1次/日。

④不良反应和注意事项：主要有皮肤瘙痒、咳嗽、眩晕、味觉异常、高钾血症、蛋白尿、嗜酸细胞增多症。干咳发生概率高，与此类药抑制了激肽酶、使缓激肽增多有关。新一代的ACEI因不含巯基，故不良反应较少。双侧肾动脉狭窄、合并高钾血症或严重肾功能衰竭、严重主动脉狭窄、梗阻性肥厚型心肌病、妊娠等禁用。

（5）血管紧张素Ⅱ（AngⅡ）受体阻滞剂（ARB）

①药理作用和机制：主要为AngⅡ受体的1型受体（AT₁）阻滞剂，阻断存在于许多组织如血管和肾上腺中的AT₁，从而阻断AngⅡ与其的结合，作用比ACEI专一，更完全地抑制了AngⅡ生物活性，达到降压的目的。

②临床应用和评价：AngⅡ在高血压的靶器官的损害和患者的长期预后中起着至关重要的作用。ARB在通常剂量范围内有降压作用，且呈显著的剂量依赖性，疗效和ACEI相似或更强。适应证和ACEI相同，主要用于ACEI治疗后发生干咳等不良反应且不能耐受者。

③常用ARB：氯沙坦对ACE无抑制作用，不影响血管紧张素的转化过程，也不加强缓激肽作用。本身具有药理活性，其代谢物也有活性，作用时间长。氯沙坦每次50 mg，1次/日。缬沙坦每次80 mg，1次/日，不良反应少而轻微。

④不良反应和注意事项：由于本品不阻断缓激肽作用，因此不良反应较少，罕见干咳、过敏反应、血管性水肿，禁忌证和ACEI近似。

（6）选择性α₁受体拮抗剂

①药理作用和机制：本品选择性作用于突触后α₁受体，使容量血管和阻力血管扩张，从而降低心肌的前后负荷，达到降血压的目的。对心率、心排血量、肾血流量和肾小球滤过率无明显影响。

②临床应用和评价：降压作用较可靠，长期应用对糖代谢无影响，且可改善脂代谢。不仅使高密度脂蛋白升高，还能改善前列腺增生患者的排尿困难，尤其适合伴高脂血症或前列腺肥大患者。

③常用选择性 α_1 受体拮抗剂：哌唑嗪具有高度选择性阻断 α_1 受体作用，在降低血压时，一般不引起反射性心率加速作用，对血浆中的脂质代谢无明显影响。生物利用度约为60%，每次0.5～3.0 mg，2～3次/日。特拉唑嗪口服易吸收，生物利用度达90%，肝脏首过效应微弱，肝、肾双途径排出。每次1～8 mg，1次/日。

④不良反应和注意事项：可见首剂效应，表现为严重的体位性低血压、眩晕、晕厥、心悸等，故该药开始用1/2剂量，初剂与增加后第1剂都宜在睡前服，若与其他降压药合用需减少本品剂量，有体位性低血压史者慎用。

（7）其他

硝普钠作为一种速效而短时的降压药，对静脉和动脉均有直接扩张作用。主要用于高血压危象、恶性高血压、急性心力衰竭。常静脉用药，每分钟0.5～3.0 μg/kg，根据血压及时调整剂量，注意其代谢产物硫氰化物中毒。

总之，对于大多数无并发症或合并症患者来说，可以单独或者联合应用噻嗪类利尿剂、CCB、ACEI、β 受体阻滞剂和ARB，治疗从小剂量开始，逐步递增剂量。比较合理的三种降压药物联合治疗方案有：利尿剂与 β 受体阻滞剂或 ACEI 或 ARB；二氢吡啶类 CCB 和 β 受体阻滞剂；CCB 与 ACEI 或 ARB。三种降压药联合治疗方案必须包括利尿剂（有禁忌证除外）。对于有并发症或合并症患者来说，降压药和治疗方案应注意个体化给药，严密观察不良反应，注意药物的适应证和禁忌证。

（二）心绞痛

心绞痛是由冠状动脉供血不足，心肌暂时急剧缺血缺氧而引起的临床综合征。主要表现为阵发性心前区疼痛，分为稳定型心绞痛和非稳定型心绞痛两类。尽管一些非药物的措施在冠心病治疗中起了很大的作用，但药物仍是其重要的治疗方法。常用的药物有硝酸酯类、β 受体阻滞剂、CCB、抗血栓药物、调节血脂代谢的药物等。

1. 硝酸酯类

（1）药理作用和机制：一方面，此类药扩张冠状动脉，降低阻力，增加心内膜区的血液供应，开放侧支循环，增加冠脉循环血流量，改善心肌的供血、供氧；另一方面，扩张周围血管，减少静脉回流，降低心室容积量、心腔内压、心排血量和血压，减轻心脏的前后负荷，从而降低其耗氧量，继而缓解心绞痛。

（2）临床应用和评价：主要用于缓解心绞痛的症状和预防心绞痛的发生。与CCB及β受体阻滞剂相比，此类药不会加重心力衰竭和诱发支气管哮喘，但颅内高压患者禁用。

（3）常用的硝酸酯类药物：①硝酸甘油作为控制心绞痛急性发作的药物，常用0.3～0.6 mg，舌下含服，1～2分钟起效，1～2小时后作用消失。如发作频繁和严重，为了比较恒定地控制缺血发作和减少发作次数，可从5～10 μg/min的剂量开始，持续静滴，每隔5～10分钟给药10 μg，直至达到靶剂量（症状缓解或出现明显不良反应）。长效硝酸甘油制剂其控释片每次2.5 mg，每8小时给药1次，预防心绞痛的发作。用2%硝酸甘油软膏或贴剂（含5～10 mg硝酸甘油）涂或贴于胸前或上臂，可预防心绞痛的夜间发作。②硝酸异山梨酯，口服每次5～20 mg，3次/日，0.5小时后起作用，维持3～5小时。其缓释剂每次20 mg，2次/日，可维持12小时。单硝酸异山梨酯多为长效制剂，每次20～50 mg，1～2次/日。本品主要用于预防心肌缺血，如含服5～10 mg也可用于心绞痛的急性发作。

（4）不良反应和注意事项：主要有头痛、头昏、头部跳动感、面红、心悸等，少有低血压。故第1次用药应平卧片刻，必要时吸氧。此类药物容易产生耐受性，临床常间隔用药。从小剂量开始，以减轻或避免不良反应。长期用药禁止突然停药，以防止诱发心绞痛或心肌梗死。

2. β受体阻滞剂

（1）药理作用和机制：β受体阻滞剂可阻断拟交感作用，减慢心率，降低血压和心肌收缩力，从而降低心肌耗氧量，缓解心绞痛的发作；可降低运动时血流动力学的反应，使同一运动量水平心肌耗氧量减少；使不缺血的心肌区小动脉（阻力血管）缩小，致更多的血液通过扩张的侧支循环（输送血管）流入缺血区，缩小缺血的心肌面积。

（2）临床应用和评价：β受体阻滞剂可降低心绞痛的发作频率，改善心绞痛患者对运动的耐受能力。适用于无禁忌证的所有不稳定型心绞痛患者。无内

在拟交感活性的 β 受体阻滞剂可降低心肌梗死的发生率，延长此类患者的存活时间。

（3）常用 β 受体阻滞剂：美托洛尔每次 12.5 mg，2 次 / 日；普萘洛尔每次 10 mg，3 次 / 日；氧烯洛尔每次 20 ～ 40 mg，3 次 / 日；阿替洛尔每次 25 ～ 75 mg，2 次 / 日；吲哚洛尔每次 5 mg，3 次 / 日，逐渐到 60 mg/ 日；索他洛尔每次 20 mg，3 次 / 日；纳多洛尔每次 40 ～ 80 mg，1 次 / 日。

（4）不良反应和注意事项：不良反应和禁忌证同前部分所述。在应用 β 受体阻滞剂治疗心绞痛时，伴随心率减慢和射血时间延长而发生舒张末期容积增加、心肌耗氧量增加等部分抵消了它的治疗作用，此种不良反应可以和硝酸酯类合用而被抵消。

3. CCB

（1）药理作用和机制：本类药物抑制钙离子进入细胞内，也抑制心肌细胞兴奋-收缩耦联中的钙离子作用。故可抑制心肌收缩，减少心肌耗氧量；扩张冠状动脉，解除冠脉痉挛，改善心内膜下心肌的供血；扩张周围血管，降低血压，减轻心脏负荷；降低血黏度，抗血小板聚集，改善心肌的微循环。

（2）临床应用和评价：CCB多应用于不稳定型心绞痛发作的预防，尤其适用于变异型心绞痛。硝苯地平舌下含服也可控制急性发作，但不能预防心肌梗死的发生和改善预后。与 β 受体阻滞剂联合应用或再加用硝酸酯类，可有效地减轻胸痛，减少近期死亡的危险，可作为治疗心肌持续性缺血的次选药物。

（3）常用CCB：硝苯地平每次10～20 mg，3次/日，也可舌下含服，缓释剂每次30～80 mg，1次/日；维拉帕米每次80～120 mg，3次/日，缓释剂每次240 mg，1次/日；地尔硫草每次30～90 mg，3次/日；尼卡地平每次10～20 mg，3次/日；氨氯地平每次5～10 mg，1次/日；非洛地平每次5～20 mg，1次/日；尼群地平每次20 mg，1～2次/日。

（4）不良反应和注意事项：不良反应同前文所述。此类药物降压作用比较明显，在用药期间密切观察血压，与 β 受体阻滞剂合用时警惕对心血管的抑制效应。

4. 抗血栓药物

（1）乙酰水杨酸类制剂：可以抑制血小板在动脉粥样硬化斑块上的聚集，防止血栓形成，同时抑制血栓素A_2（TXA_2）的合成，解除后者对血管的痉挛作用，可降低不稳定型心绞痛的死亡率和心肌梗死的发生率。常用阿司匹林50～100 mg/日，口服。主要不良反应是对胃肠道和凝血系统的影响，对该药过敏、消化道溃疡活动期、局部出血和出血体质者禁用。

（2）腺苷二磷酸（ADP）受体阻滞剂：通过ADP受体抑制血小板内钙离子的活性，并抑制血小板之间纤维蛋白原桥的形成，被认为是不稳定型心绞痛的标准治疗方案。常用噻氯吡啶每次250 mg，1～2次/日，本品可有胃肠道反应和过敏，也可引起全血细胞减少，应定期检查血象。其新一代药物氯吡格雷不良反应小，作用快，不需复查血常规，常用75 mg/日。

5. 调节血脂代谢的药物

调节血脂代谢的药物在治疗动脉粥样硬化中起着重要作用，可以改善血管内皮细胞功能，并有试验证实可使动脉粥样硬化斑块消退。

（1）羟甲基戊二酰辅酶A还原酶抑制剂（HMG-CoA还原酶抑制剂，他汀类）：主要降低胆固醇，也降低甘油三酯。HMG-CoA还原酶是控制胆固醇合成速度的关键的限速酶，他汀类药物部分结构和HMG-CoA相似，可特异性地拮抗HMG-CoA还原酶而使胆固醇合成减少，现认为他汀类可降低冠心病和心肌梗死的发病率和死亡率。洛伐他汀每次20～40 mg，1～2次/日；普伐他汀每次10～40 mg，1次/日；辛伐他汀每次20～40 mg，1次/日，用量从小剂量开始，常睡前口服。不良反应有胃肠道不适、肌肉酸痛、氨基酸转酶和碱性磷酸酶升高，少数人有轻度肌酸激酶升高、皮疹等，停药后即可恢复。用药期间注意监测肝功能，胆汁淤积、肝病、肝功能异常、孕妇及哺乳期妇女禁用。

（2）贝特类及其衍生物：可显著降低增高的甘油三酯和较小程度降低血胆固醇，并使高密度脂蛋白（HDL）轻度升高。降低血纤维蛋白原，增加纤维蛋白溶酶的活性，减少血小板的聚集性。非诺贝特每次100 mg，3次/日，其微粒型制剂（力平脂）200 mg/日；吉非贝齐每次600 mg，2次/日，其缓释剂900 mg/日；苯扎贝特每次200 mg，2～3次/日，其缓释剂400 mg/日；环丙贝特50～100 mg/日。主要不良反应有胃肠道功能障碍、皮肤瘙痒、皮疹等，个别发生肌痛、肌痉挛、脱发等。肝、肾功能障碍，胆石症，胆囊疾病患者及妊娠期或哺乳期妇女禁用，用药期间定期检查肝肾功能。

总之，心绞痛的治疗必须积极消除诱发因素，采用综合疗法，必要时介入治疗。治疗的目的是增加心肌供血和减少其耗氧量，以恢复供氧和耗氧的平衡。根据各类药的适应证和禁忌证，选择合适的药物或联合用药，最大限度改善患者的症状并降低严重心血管事件（如急性心肌梗死）的发生率和病死率。

二、常见呼吸系统疾病的药物治疗

（一）支气管哮喘

支气管哮喘是机体对抗原性或非抗原性刺激引起的发作性肺部过敏性疾病，是由多种细胞和细胞组分参与的气道慢性炎症性疾病。发病时由于支气管平滑肌的痉挛，伴不同程度的黏膜水肿，腺体分泌亢进。治疗哮喘的药物分为两类：支气管舒张药和抗炎药。

1. 支气管舒张药

（1）茶碱类药物：茶碱类药物可抑制磷酸二酯酶活性，使细胞内环磷酸腺苷（cAMP）增加，又能拮抗腺苷受体，使平滑肌细胞舒张，刺激肾上腺分泌肾上腺素，增强呼吸肌的收缩性，增强气道纤毛清除功能和抗炎作用，是目前治疗哮喘的有效药物，和糖皮质激素合用具有协同作用。常用氨茶碱每日6～10 mg/kg，分3～4次口服，用于轻中度哮喘的发作；其缓释剂可维持昼夜的血药浓度，每日用量分1～2次口服，可用于控制哮喘的夜间发作；静脉首次剂量4～6 mg/kg，注射速度每分钟小于0.25 mg/kg，维持量每小时0.6～0.8 mg/kg，每日注射量小于1.0 g，静脉用药主要用于重危患者。不良反应主要有恶心、呕吐、心律失常、血压下降及多尿，偶可兴奋呼吸中枢。应个体化用药，进行血药浓度监测，安全有效浓度6～15 μg/mL。合用西咪替丁、喹诺酮及大环内酯类等药物时，应减少氨茶碱的用量。

（2）β₂受体激动剂：作用于呼吸道β₂受体，激活腺苷酸环化酶，使细胞内的环磷酸腺苷含量增加，游离的钙离子减少，从而松弛支气管平滑肌。此类药是控制哮喘发作症状的首选药物。沙丁胺醇（0.2%）气雾剂每次1～2喷，3～4次/日，用于急性发作；当慢性反复发作时可口服每次2～3 mg，3次/日；有夜间发作者可用缓释剂或控释剂。特布他林气雾剂每次0.25～0.50 mg，3～4次/日；口服每次3 mg，3次/日；缓释剂每次6 mg，早晚各1次。福莫特罗气雾吸入每次12 μg，2次/日，6小时内不超过24 μg，24小时不超过72 μg；口服1次8 μg，2～3次/日。本品的给药途径有气雾吸入、干粉吸入、雾化吸入，也可口服或静脉注射，首选吸入法。局部用药，不良反应较少，主要有头晕、心悸、肌肉震颤等。

（3）抗胆碱药：主要为胆碱能受体（M受体）拮抗剂，可以阻断节后迷走神经通路，降低神经兴奋性，舒张支气管并有减少痰液分泌的作用，但作用较 β_2 受体激动剂弱，作为吸入性的支气管舒张剂，为 β_2 受体激动剂的辅助药，二者有协同作用。慢性阻塞性肺病患者的副交感神经亢进，乙酰胆碱过剩，同时 β_2 受体数目下调，用于此类患者效果较佳。常用异丙托溴铵气雾剂，每次 $25\sim75\ \mu g$，3次/日，不良反应少，主要有口干、口苦感。

2. 抗炎药

（1）糖皮质激素

①药理作用和机制：其治疗哮喘作用机制如下。a.抗炎作用。皮质类固醇稳定溶酶体膜，抑制炎症介质的释放。b.抗过敏作用。抑制组胺的释放，抑制免疫过程，抑制细胞因子的生成。c.抑制磷酸二酯酶的活性，阻止cAMP分解，使cAMP升高。d.抑制炎症细胞的迁移和活化。e.增强平滑肌细胞 β_2 受体的反应性。

②临床应用和评价：糖皮质激素是有效的治疗哮喘药物。全身疗法应用适应证有严重支气管哮喘发作或持续状态、慢性反复发作的支气管哮喘，以及用其他平喘药不能控制、无条件或不适宜应用激素吸入剂患者。目前认为，病情中度以上的哮喘和夜间哮喘患者，均可考虑结合使用皮质激素吸入治疗，也可预防哮喘发作。

③常用的糖皮质激素制剂：a.口服给药，泼尼松、泼尼松龙，起始时 $30\sim60\ mg/$ 日，症状缓解后，逐渐减量至小于等于 $10\ mg/$ 日，然后停用。b.静脉给药，适合重危哮喘患者。甲泼尼龙 $80\sim160\ mg/$ 日；氢化可的松 $100\sim400\ mg/$ 日；地塞米松 $10\sim30\ mg/$ 日。c.吸入制剂倍氯米松、布地奈德、氟替卡松、莫米松等，倍氯米松或等效量的其他吸入剂 $200\sim500\ \mu g/$ 日用于轻度持续者，$500\sim1000\ \mu g/$ 日用于中度持续者，重度持续者 $1000\sim2000\ \mu g/$ 日。

④不良反应和注意事项：长期大剂量应用可出现肾上腺皮质功能抑制、骨质疏松、水钠潴留、免疫力低下等不良反应。吸入剂可能引起口咽部念珠菌感染，注意清水漱口。与其他治疗哮喘的药物联合应用，减少其用量，以减弱糖皮质激素的不良反应。

（2）其他抗炎药物

色甘酸钠可部分抑制 IgE 介导的肥大细胞释放介质。预防变应原引起的速发性或迟发性反应，以及运动或过度通气引起的支气管痉挛。色甘酸钠气雾剂每次 3.5 ～ 7.0 mg，干粉剂每次 20 mg，3 ～ 4 次／日。少数有咽喉不适、胸闷、皮疹，妊娠患者慎用。酮替芬是目前 H_1 受体拮抗剂中较强者，具有较强的抗过敏作用，对各型哮喘都有一定的预防发作作用。常用量为每次 1 mg，2 次／日。

总之，药物治疗哮喘的目的就是控制症状，尽可能保护患者的肺功能，维持正常活动能力，避免药物出现不良反应，防止不可逆的气流阻塞，力避死亡。

（二）慢性阻塞性肺病

此病是一种以具有不完全可逆性的气流受阻为特征的肺部疾病，呈进行性发展，主要症状有慢性咳嗽、咳痰、气促和喘息等。在急性加重期的药物治疗有祛痰药、抗生素、镇咳药，并发呼吸衰竭时可考虑应用呼吸兴奋剂。

1. 祛痰药

慢性阻塞性肺病部分患者痰稠，容易形成痰栓，诱发感染或使炎症迁延不愈，加重病情。祛痰药使痰液变稀、黏度降低，加速呼吸道黏膜纤毛运动，促进黏痰排出，减少对呼吸道黏膜的刺激，间接起到止咳、平喘作用，也有利于防止继发感染，是治疗此病的主要措施之一。

（1）胰蛋白酶：雾化吸入后可裂解黏蛋白、纤维蛋白和坏死组织，有很好的疗效。常用量2.5万～12.5万单位溶于生理氯化钠溶液5 mL，雾化吸入。个别患者有荨麻疹、轻度恶心、头晕，偶有过敏反应，雾化吸入可有呼吸道刺激症状。凝血功能异常、肝肾功能不全者和有出血倾向者慎用或禁用。

（2）沙雷肽酶：对纤维蛋白、纤维蛋白原有很强的溶解能力，具有促进痰液、脓液溶解与排泄的作用，还具有抗炎症作用，主要用于痰液不易咳出者。口服，每次5～10 mg，3次/日。偶见腹泻、食欲不振、胃部不适、恶心、呕吐、鼻出血和血痰等。凝血功能异常、肝肾功能不全者慎用。

（3）乙酰半胱氨酸：系黏痰溶解剂，具有较强的黏痰溶解作用，降低痰的黏滞性，并使之液化；也可使脓性痰中的DNA纤维断裂，故不仅能溶解白色黏痰而且也能溶解脓性痰。每次300 mg，3次/日。由于应用本品呼吸道可产生大量痰液，需用吸痰器吸引排痰，可引起呛咳、支气管痉挛、恶心、呕吐等不良反应。

支气管哮喘者禁用。

（4）溴己新及氨溴索：溴己新为半合成的鸭嘴花碱衍生物，氨溴索为前者的有效代谢物。可使痰中的糖胺聚糖纤维素或黏蛋白裂解，降低痰液黏度；还作用于气管、支气管腺体细胞分泌黏滞性较低的小分子黏蛋白，改善分泌的流变学特性和抑制糖胺聚糖合成，使黏痰减少，从而稀释痰液，易于咳出。溴己新口服每次8～16 mg，3次/日。氨溴索口服每次30 mg，3次/日，静脉滴注每次10 mg/kg，2次/日。偶有恶心、胃部不适，减量或停药后可消失，胃炎或胃溃疡患者慎用。

2. 镇咳药

当慢性阻塞性肺病患者有严重、剧烈、频繁咳嗽时，才能应用镇咳药进行对症治疗，且应与祛痰药合用，较少单独应用。同时应确定引起咳嗽的原因，并积极对因治疗，如控制感染、消除炎症等。镇咳药分为中枢性镇咳药和外周性镇咳药两类。

（1）中枢性镇咳药

①可待因：能直接抑制延髓的咳嗽中枢，止咳作用迅速，疗效可靠。口服，每次15～30 mg，3次/日。本品属麻醉药物，有成瘾性，不能长期应用，也可产生耐受性。多痰患者禁用，以防因抑制咳嗽反射，使大量痰液阻塞呼吸道，继发感染而加重病情。偶有恶心、呕吐、眩晕、便秘等不良反应。

②右美沙芬：镇咳作用和可待因近似或稍强，口服每次10～20 mg，3～4次/日。无成瘾性，治疗量不会引起呼吸抑制，偶有头晕、食欲不振等不良反应。

③喷托维林：对咳嗽中枢有选择性抑制作用，尚有轻度的阿托品样作用和局麻作用，大剂量对支气管平滑肌有解痉作用，本品兼有中枢性和外周性镇咳作用。口服每次25 mg，3～4次/日。偶有轻度头晕、口干、恶心、腹胀、便秘等不良反应。青光眼及心功能不全伴有肺淤血的患者忌用，宜与祛痰药合用。

（2）外周性镇咳药

①苯丙哌林：为非麻醉性镇咳药，具有较强镇咳作用，其作用较可待因强2～4倍，因阻断肺–胸膜的牵张感受器产生的肺–迷走神经反射而镇咳。本品不抑制呼吸，无耐受性及成瘾性。口服，每次20 mg，3次/日。偶有口干、食欲不振、乏力、头晕和药疹等不良反应。

②苯佐那酯：镇咳作用强度略低于可待因，但不抑制呼吸。口服每次50～

100 mg，3次/日。可引起嗜睡、恶心、眩晕、胸部紧迫感和麻木感、皮疹等不良反应。

③中药甘草的复方制剂：为具有黏膜保护性的镇咳药，口服后可在发炎的咽黏膜表面形成薄膜，减轻咳嗽对局部感觉神经末梢的刺激，从而发挥镇咳作用。

3. 呼吸兴奋剂

当慢性阻塞性肺病并发呼吸衰竭时，在保持气道通畅和吸氧的基础上，可适当谨慎地应用呼吸兴奋剂。呼吸兴奋剂可用于预防因解除氧刺激（氧气疗法）而发生的呼吸抑制和肺泡低通气综合征。

（1）尼可刹米（可拉明）：能直接兴奋延髓呼吸中枢和通过刺激颈动脉体化学感受器，反射性地兴奋呼吸中枢，从而使呼吸加深加快，同时提高对CO_2的敏感性。常静脉给药5～10 mg/kg，稀释后缓慢静脉注射，必要时可重复给药，也可肌内注射。治疗时可有面部刺激征、精神异常、肌肉抽搐、呕吐等不良反应，剂量大时可有惊厥。

（2）洛贝林（山梗菜碱）：本品可通过刺激颈动脉体和主动脉体的化学感受器来反射性地兴奋呼吸中枢。作用弱，持续时间短暂，安全范围较大。肌内注射，每次3～10 mg，静脉缓慢注射，每次3 mg，必要时30分钟后可重复给药。大剂量可引起心动过速、传导阻滞、呼吸抑制等不良反应，甚至惊厥。

总之，慢性阻塞性肺病的治疗必须采取综合措施：积极戒烟，应用平喘药（原则同本节前面所述），坚持家庭长期氧疗；合并感染时根据病原菌类型和药敏试验选择合适的抗生素及对症处理方法等，防止或逆转肺功能的减退，防治其并发症，预防病情的恶化。

三、常见消化系统疾病的药物治疗

（一）消化性溃疡

临床上有胃溃疡和十二指肠溃疡，其发病是由攻击因素和黏膜的保护因素失去平衡所致。药物治疗旨在消除或减弱侵袭因素，恢复或增强防卫因素。

1. 抗酸剂

抗酸剂的主要作用是中和胃酸，减弱或解除胃酸对溃疡面的刺激和腐蚀作用。常用的抗酸剂有氢氧化铝、氢氧化镁等，常制成复方制剂，以避免其不良反应。例如：胃舒平（氢氧化铝、二硅酸镁、颠茄浸膏），每次2～4片，3次/日；

胃必治（铝酸铋、甘草浸膏、碳酸镁、碳酸氢钠、弗朗鼠李皮）每次1~2片，3次/日。铝碳酸镁为新一代抗酸药（铝镁复盐），作用迅速、持久，含铝镁化合物，可抵消便秘和腹泻的不良反应，常用每次1~2片，3~4次/日，肾功能不全者避免长期服用。

2. 抑制胃酸分泌药

（1）组胺受体拮抗剂

外源性或内源性组胺作用于壁细胞膜上的H_2受体，促使胃酸分泌增加。组胺受体拮抗剂选择性阻断此作用，使胃酸分泌减少。西咪替丁（甲氰咪胍）口服0.4 g，早晚各1次或睡前1次顿服，对十二指肠溃疡的治疗需用4~8周，胃溃疡需8~12周。不良反应主要有恶心、呕吐、便秘或腹泻、肝肾损害、性功能减退等，偶有对骨髓的抑制作用和对肝细胞色素P450酶的抑制作用，用药期间注意检查血常规。雷尼替丁作用强度比西咪替丁强5~8倍，口服每次150 mg，2次/日或睡前顿服，不良反应小而安全，本品对内分泌等激素的影响较少见。法莫替丁作用强度比雷尼替丁大6~10倍，作用时间长，对胃酸分泌抑制作用能维持12小时以上。口服每次20 mg，2次/日或睡前顿服。偶见皮疹、白细胞下降，有头昏、便秘、腹泻等不良反应。尼扎替丁与法莫替丁同为第三代组胺受体拮抗剂，作用近似，每次150 mg，2次/日或睡前顿服。有贫血、荨麻疹、出汗等不良反应。

（2）质子泵抑制剂

①奥美拉唑：第一个用于临床的质子泵抑制剂。由于其为弱碱性，因此很快就被吸收到壁细胞分泌小管的高酸环境中与酸结合，形成有活性的次磺酰胺，与质子泵两个巯基（—SH）基团发生不可逆的结合，抑制酶的活性，最终酸分泌被抑制。抑酸作用强，止痛速度快，效果好。常用量每次20 mg，1次/日，4周溃疡愈合率81%；静脉注射40 mg/日，对消化性溃疡出血的治疗有显著疗效。不良反应主要为恶心、胀气、腹泻、便秘、上腹痛等；皮疹和胆红素升高也有发生，一般是短暂、轻微的。

②兰索拉唑：对乙醇性胃黏膜损伤及以酸分泌亢进为主要原因的十二指肠溃疡，具有优于法莫替丁或奥美拉唑的作用。每次30 mg，1次/日，于清晨口服。十二指肠溃疡疗程4周，胃溃疡4~6周。不良反应有轻度头痛、头晕、嗜睡、腹泻、皮疹、皮肤瘙痒等。

③泮托拉唑：为新型的质子泵抑制剂，具有高选择性、生物利用度高、与其

他药物少有相互作用等特点。常用每次40 mg/日，1次/日，治疗胃溃疡4周愈合率为88%。不良反应发生率为1.1%，偶可引起头痛和腹泻，极少引起恶心、上腹痛、腹胀、皮疹、皮肤瘙痒及头晕。

④雷贝拉唑：新一代的质子泵抑制剂，抑酸作用强于奥美拉唑，与其他质子泵抑制剂一样，对幽门螺杆菌具有明显的体外抗菌活性，与抗生素同时配合使用时，可有效消除幽门螺杆菌感染。治疗胃、十二指肠溃疡，20 mg/日。

3. 黏膜保护药

长期以来，对溃疡病的研究，重点为对胃酸的抑制。对溃疡病的机制，开始着重于攻击因素和保护因素两者之间的不平衡，后来开始重视黏膜屏障、细胞保护因子、胃和十二指肠局部血液循环等抗溃疡因素。

（1）硫糖铝：为具有 8 个硫酸根的蔗糖碱性铝盐。在胃的酸性条件下，解离为 $[Al_2(OH)_5]^+$ 和 [八硫酸蔗糖]$^-$。前者能与胃蛋白酶结合，抑制该酶分解蛋白质。后者能聚合成一种黏滞糊状物，它能与溃疡面渗出的带正电荷的蛋白质结合，形成保护膜。本品对胃溃疡和十二指肠溃疡的治疗都有效，空腹口服每次 1 g，4 次 / 日。偶有便秘，个别患者可出现口干、恶心、胃痛等不良反应，可适当地与抗胆碱药合用，肾功能衰竭者慎用。

（2）米索前列醇（喜克馈）：可以刺激胃黏液分泌，使黏液层增厚；还可增加碳酸氢盐的分泌，增加胃黏膜血流量，加强胃黏膜屏障，防止胃酸侵入。常用剂量为每次200 μg，4次/日，或每次400 μg，2次/日，餐前和睡前服。主要有腹泻、消化不良、恶心、呕吐、皮肤瘙痒、眩晕等不良反应。

（3）胶体次枸橼酸铋：在酸性条件下，本品与溃疡面上的蛋白质发生络合作用而凝结成保护性薄膜，从而隔绝胃酸、酶及食物对溃疡黏膜的侵蚀作用，促进溃疡组织的修复和愈合；能与胃蛋白酶发生螯合作用而使其失活；促进黏液及前列腺素的分泌；还有抗幽门螺杆菌（HP）的作用，对胃、十二指肠溃疡和胃炎都有效。常用每次120 mg，4次/日，饭前半小时和睡前服用，疗程2～4周。服药期间口中可能带有氨味，舌、粪黑染；可出现恶心等消化道症状。严重肾病者禁用，服药期间不得服用其他含铋制剂。

（4）替普瑞酮：本品为一种萜烯类物质，具有组织修复作用，能加速胃黏膜及胃黏液层中主要的黏膜修复因子即高分子糖蛋白的合成，提高黏液中的磷脂浓度，而提高黏膜的防御功能；同时能提高胃黏膜中前列腺素的生物合成能力，改善胃黏膜血流。每次0 mg，3次/日，饭后口服。偶见便秘、腹痛、腹泻、口干、恶心、皮疹、瘙痒等不良反应，可见氨基转移酶轻度升高，孕妇慎用。

4. 根除HP的治疗

对HP感染参与的消化性溃疡，根除HP不仅促进溃疡愈合，而且可预防溃疡复发，从而彻底治愈溃疡。因此，凡有HP感染的消化性溃疡，无论初发或复发、活动或静止、有无并发症，均应给予根除HP的治疗。目前，推荐以胶体铋或质子泵抑制剂为基础加上两种抗生素的三联治疗方案：质子泵抑制剂（常规剂量）或胶体次枸橼酸铋（480 mg/日）任选一种，克拉霉素（500～1000 mg/日）或阿莫西林（2000 mg/日）或甲硝唑（800 mg/日）任选两种，上述剂量分2次口服，7天1个疗程。选药时尽量选择疗效好、不良反应轻微、服用方便的药物。

（二）肝脏疾病的药物治疗

肝病的治疗包括病因的去除、肝功能和结构的改善或修复、各种病理生理状态的纠正和改善、缓解临床症状。目前，尚无更多特效药物可明显减轻肝脏的损伤、坏死或促进肝细胞的再生，多数药物仅能起到辅助和对症处理的作用。

1. 抗病毒药

（1）干扰素：干扰素实际上是病毒进入机体后诱导宿主细胞产生的反应物质，它从细胞内释放出来后，诱导未受病毒感染的宿主细胞产生2'，5'-寡腺苷酸合成酶和蛋白激酶，经一系列生化反应，促使病毒的mRNA降解和抑制病毒蛋白的合成，从而起到抑制病毒复制的作用。干扰素主要用于有病毒复制客观证据的乙型肝炎（乙肝）患者和丙型肝炎患者。剂量为100万～300万IU，2次/周，6个月为1个疗程。乙肝患者有40%～60%血清病毒复制标志消失，丙肝有30%～50%的缓解率。常见的不良反应有发热、疲乏、肌痛、头痛、食欲减退等感冒样症状，停药后均能恢复。

（2）拉米夫定：系核苷类抗病毒药，在体内代谢生成其活性产物拉米夫定三磷酸盐，将后者掺入病毒DNA链中，可阻断病毒DNA的合成，主要用于有病毒复制客观证据的乙肝患者。成人每次0.1 g，1次/日。疗程根据病情恢复情况而定，显效病人继续用药3～6个月，经复查仍为显效者，可停药观察。对拉米夫定和本品中其他成分过敏者禁用，治疗期间应对患者的临床情况及病毒学指标进行定期检查。少数患者停止使用本品后，肝炎病情可能加重，妊娠最初3个月的患者不宜使用本品。

（3）阿糖腺苷：系嘧啶同型物，对DNA病毒有显著抑制作用，对RNA病毒无作用，主要用于有乙型肝炎病毒（HBV）复制的慢性乙型肝炎。剂量为10 mg/（kg·d），共7天，继以7.5 mg/（kg·d），共14天。1~2周后，再用1个疗程。应用2周可明显抑制病毒的复制，但疗效不持久。不良反应较多，有消化道症状及骨髓抑制，大剂量可致免疫抑制和中枢神经系统反应，血转氨酶升高，妊娠初期患者禁用。

2. 辅助用药

（1）益肝灵（水飞蓟宾）：系一种黄酮类化合物，具有保护转氨酶系统活力、增强解毒能力、稳定肝细胞膜、促进肝细胞再生的作用，对患者的症状、体征、肝功能均有明显改善。适用于慢性迁延性肝炎、慢性活动性肝炎、早期肝硬化和肝中毒。口服，每次77 mg，3次/日，3个月为1个疗程。偶有头晕和恶心等不良反应。

（2）联苯双酯：系中药五味子提取物，能维护肝细胞膜完整，减轻毒物对肝细胞的损害。有明显降氨基转移酶作用，并可改善肝炎之肝区痛、乏力、腹胀等主要症状。口服，每次25 mg，3次/日。本品不良反应轻微，可有轻度恶心，也有报道本品在治疗中出现黄疸及病情恶化，应引起注意。

（3）强力宁：能使血中γ干扰素增加，减轻肝细胞变性坏死，促进肝细胞再生，并有解毒、抗炎等作用，主要用于慢性迁延性肝炎、慢性活动性肝炎、肝中毒、早期肝硬化等的治疗。静脉滴注，每次40~80 mL加入10%葡萄糖注射液（250~500 mL）中应用，1次/日。个别患者偶见胸闷、口渴、低血钾或血压升高等副作用，一般停药后即消失。长期应用，应监测血钾、血压等变化。

（4）其他：葡醛内酯（肝泰乐）能使肝糖原增加，脂肪储量减少，多用于急慢性肝炎、肝硬化。口服每次0.1~0.2 g，3次/日；肌内注射或静脉注射每次0.1~0.2 g，1~2次/日。辅酶A为体内乙酰化反应辅酶，参与糖、脂肪和蛋白的代谢，可作为肝炎的辅助用药。静脉滴注50~100单位，7~14天1个疗程。

病毒性肝炎的治疗，如有抗病毒的适应证和药物适应证，应根据病情和经济情况考虑抗病毒治疗，适当应用辅助治疗药物，但杜绝多而乱，以免加重肝脏的负担，导致疾病的进一步恶化。尽管无较多的肝病特效药，但注意合理、规范用药，可以较好地提高肝病患者的生活质量。

第二章　治疗药物监测

治疗药物监测（therapeutic drug monitoring, TDM）是近年来在临床医学领域发展起来的一门新的边缘学科。它以临床药理学、生物药剂学与药代动力学、药物治疗学等理论为基础，运用现代分析手段测定血液或其他体液中的药物浓度，根据患者个体特点制定初始给药剂量和（或）调整给药方案，以期达到提高疗效、避免或减少毒性、发挥较好治疗效果的目的，是临床药学工作的重要内容之一。

第一节　治疗药物监测的必要性

一、血药浓度与疗效和不良反应的关系

传统的临床用药都是将剂量与药理作用强度相联系。随着药物体内过程研究的深入和现代分析技术的应用，药物在体内的作用规律和量效关系的研究不断进展，大多数药物的药理作用是药物与特异受体相互作用的结果。在一般情况下，受体的数量是相对稳定的，可以直接将药物的药理作用强度与体细胞上受体接触的药物浓度相联系，即作用部位的药物浓度决定药物的药理作用强度。

直接测定作用部位的药物浓度是很困难的。一般作用部位所在脏器或组织中的血液充盈，有足够的血流量，并且流速较快；而药物又主要是通过血流运输到作用部位的，作用部位组织液中的药物浓度与血中药物浓度（特别是游离药物浓度）呈快速平衡，因此血药浓度和药物的药理作用强度之间有密切关系。

相同的血药浓度对不同种属的动物可产生极为相似的药理反应，有些药物虽然种属间有效剂量差异很大，但其有效血药浓度则很接近。例如，保泰松在兔和人身上抗炎作用的有效剂量分别为300 mg/kg和5～10 mg/kg，相差几十倍，但有效的血药浓度均为100～150 mg/L。苯妥英钠血药浓度与疗效和毒性的关系密切，大部分临床患者的抗惊厥和抗心律失常治疗的有效血药浓度在10～20 mg/L，随着血药浓度的增加，不良反应也加大，如表2-1所示。水杨酸血药浓度与疗效和毒性的关系也类似上述情况，如表2-2所示。

表2-1　苯妥英钠血药浓度与疗效和毒性的关系表　　　单位：mg/L

血药浓度	10～20	20～30	30～40	大于40
疗效与毒性	有效	眼球震颤	运动失调	精神异常

表2-2　水杨酸血药浓度与疗效和毒性的关系表　　　单位：mg/L

血药浓度	50～100	大于250	350～400	550～850	800～1100	1250～1400	1600～1800
疗效与毒性	镇痛	抗风湿	抗炎	轻度中毒	中度中毒	重度中毒	死亡

一般药物的血药浓度可分为3个区域，即治疗区或治疗范围、最低有效浓度（MEC）和最小中毒浓度（MTC）。在药物的治疗范围内，多数患者产生治疗效果而不产生不良反应，少数患者可能无效（特别是靠近MEC时）或可能中毒（特别是靠近MTC时）。MEC以下即无效区内，对绝大多数患者无效；MTC以上即中毒区以内，对多数患者可能产生不耐受性和不良反应。

许多药物在一定的血浆药物浓度范围以内，对大部分患者产生较高治疗效力及较低毒性，但对于极少数患者不显效应，此时可适当增加剂量以使血浆药物浓度趋向治疗范围的上限。如果患者在一定的血浆药物浓度范围内不良反应较强，那么可适当减量以使血浆药物浓度趋向治疗范围的下限。对于临床上常见的一些不良反应较强的药物，掌握其治疗浓度范围是非常重要的。

许多药物的血浆药物浓度和治疗效应或毒性都相关。一般来说，当血药浓度超过治疗范围时，不良反应发生的频率和程度就会增加。例如，当地高辛血药浓度为0.5～1.5 ng/mL时对绝大多数患者有效，且仅极少有毒性反应，但当其血药浓度为1.5～2.5 ng/mL时几乎1/3的患者产生毒性反应，而当其血药浓度超过

2.5 ng/mL时约有3/4的患者发生毒性反应。

临床上为了防止或减少药物中毒事件发生，有效的办法是进行血药浓度监测并及时调整剂量。

二、影响血药浓度的因素

药物从进入体内要经历吸收、分布、代谢、排泄等过程，血药浓度除了受药物制剂的生物利用度的影响，还受到其他一些因素的影响。

（一）生理因素

性别、年龄和妊娠等对某些药物的体内过程均有影响，如质子泵抑制剂奥美拉唑，口服相同剂量（40 mg）后，老年人组的血药浓度显著高于年轻人组。研究认为，老年人代谢药物的能力降低、清除率下降，是造成血药浓度升高的主要原因。

（二）病理因素

胃肠道疾病影响药物的吸收，肾脏疾病影响药物的排泄，肝脏疾病影响药物的代谢。例如，吗啡在体内的两种代谢物吗啡-3-葡萄糖醛酸苷和吗啡-6-葡萄糖醛酸苷主要经肾排泄，由于肾衰竭患者排泄能力降低，因此血中吗啡代谢产物维持较高浓度。当患者经过肾移植使肾功能恢复后，则血中吗啡代谢产物浓度明显下降。

（三）遗传因素

不同种族与同种族不同个体之间体内药物代谢酶活性存在先天差异，从而影响了其代谢药物的能力，代谢快者称为快代谢型（EM），代谢慢者称为慢代谢型（PM），即呈现药物代谢的多态性。这种先天性代谢能力的差异，影响了血药浓度和临床疗效。随着遗传药理学的发展，可以发现越来越多的药物的体内过程具多态性，这种多态性不仅发生在代谢环节，在吸收、分布和排泄环节也均有可能发生。例如，抗真菌药物伏立康唑，其体内代谢受细胞色素P450酶CYP2C19介导，人群中大约有10%属于慢代谢型。如果按照正常剂量给药，那么容易产生蓄积中毒。

（四）饮食因素

食物既能影响药物的吸收也能影响代谢。食物不但可使某些药物的血药浓度降低从而降低疗效，也可使某些药物的血药浓度升高而使疗效和毒性增加。例如：西柚汁对环孢素血药浓度的影响；菠菜类食物对华法林血药浓度的影响。

（五）其他药物或化学物质因素

同时使用的其他药物或由于环境污染而进入体内的某些化学物质，可通过在体内的相互作用影响药物的体内过程。例如，器官移植患者需长期使用免疫抑制剂环孢素，并需维持血药浓度在有效范围内。同时使用抗结核药利福平，该药为转氨酶强诱导剂，通过酶诱导作用会使血中环孢素浓度降低，尤其口服环孢素者血中浓度降低明显。氯吡格雷，其口服吸收后，必须经肝脏CYP2C19酶代谢为活性产物才能发挥抗血小板的作用。同时使用奥美拉唑等药，由于竞争CYP2C19酶的作用而引起氯吡格雷不能代谢为活性代谢产物，因此氯吡格雷作用将减弱。

（六）环境因素

气候及其他环境条件改变，有可能影响药物的体内过程。

除上述因素外，人体的昼夜节律对药物的作用或体内过程也有影响。药物的生物利用度、药物代谢或排泄等，都可能随机体的昼夜节律性发生改变。例如，不同时间给予健康人口服吲哚美辛，早晨比下午服药所得血药浓度显著偏高。与日内其他时间相比，在早晨7时服药时血药峰浓度偏高20%，在下午7时服药则血药峰浓度偏低20%。

三、治疗药物监测的范围

药物的治疗效果和不良反应主要取决于血药浓度，对血药浓度进行监测是提高疗效、减少不良反应的有效手段。临床使用药物繁多，并非所有临床应用的药物都必须监测血药浓度，仅有少部分药物列入TDM范围，或者在某些特定生理病理状态下应加强治疗药物监测。

药物有效血药浓度范围较窄，血药浓度稍高则出现不良反应，稍低则无疗效，如地高辛、奎尼丁等。药物剂量小、毒性大，如地高辛、利多卡因等。药物体内过程个体差异大，不易估计给药后的血药浓度，并且难以通过剂量来控制，如苯妥英等。患某些疾病时，如胃肠道疾病影响药物的吸收、肝脏疾病影响药物的代谢、肾脏疾病影响药物的排泄，有必要监测血药浓度。当患者接受多种药物治疗存在中毒风险或难以评估治疗效果时，要监测血药浓度。一些药物的不良反应表现和某些疾病本身的症状相似，如地高辛有时会引起与疾病相似的心房颤动毒性反应，通过监测血药浓度，可区别症状是血药浓度过高所引起的，还是症状尚未得到控制，并由此确定剂量的增减。某些需长期使用的药物需要监测血药浓度，如氯氮平、环孢素。某些药物采用特殊治疗方案时需要监测血药浓度，如大剂量氨甲蝶呤（MTX）化疗时。重症感染患者使用抗感染药物时需要监测血药浓度，患者在特殊病理生理状态下需要监测血药浓度，获得PK/PD数据，优化抗感染治疗方案。

目前列入治疗药物监测（TDM）的临床常用药物及有效血药浓度范围如表2-3所示。

表2-3　目前列入TDM的临床常用药物及有效血药浓度范围表

药物类别	药名	采血时间	有效血药浓度（血清或血浆）
支气管扩张药	茶碱	静脉注射： 1.滴注下一个剂量前 2.给负荷剂量后30分钟 3.治疗开始后4～6小时 4.治疗开始后12～18小时 口服： 1.用一般制剂后2小时（峰浓度） 2.用缓释制剂后4小时（峰浓度） 3.给下一个剂量前（谷浓度）	7～20 mg/L（扩张支气管用） 6～11 mg/L（抢救新生儿呼吸暂停）
抗癫痫药	卡马西平	达稳态血药浓度后，给下一剂量前（谷浓度）	4～12 mg/L
	苯巴比妥	由于半衰期长，采血时间不重要，可固定在某一时间，以便比较	15～40 mg/L
	苯妥英	静脉注射：给药后2～4小时 口服：由于半衰期长，采血时间不重要，可固定在某一时间，以便比较	10～20 mg/L（成人、儿童和3个月以上婴儿） 6～14 mg/L（早产儿、新生儿和2周～3个月婴儿）
	丙戊酸	给下一剂量前（谷浓度）	50～100 mg/L

续表

药物类别	药名	采血时间	有效血药浓度（血清或血浆）
抗癫痫药	奥卡西平	给下一剂量前（谷浓度）	10～35 mg/L
	左乙拉西坦	给下一剂量前（谷浓度）	10～40 mg/L
抗生素类	阿米卡星	一般30分钟滴注完，滴完后5分钟内，或肌注后1小时（峰浓度），给下一剂量前（谷浓度）	15～25 mg/L（峰浓度）小于5 mg/L（谷浓度）
	庆大霉素	一般30分钟滴注完，滴完后5分钟内，或肌注后1小时（峰浓度），给下一剂量前（谷浓度）	5～12 mg/L（峰浓度）小于2 mg/L（谷浓度）
	卡那霉素	一般30分钟滴注完，滴完后5分钟内，或肌注后1小时（峰浓度），给下一剂量前（谷浓度）	15～25 mg/L（峰浓度）小于5 mg/L（谷浓度）
	链霉素	肌注后1～2小时（峰浓度）给下一剂量前（谷浓度）	15～40 mg/L（峰浓度）小于5 mg/L（谷浓度）
	万古霉素	一般1小时滴注完，滴完后5分钟（峰浓度），给下一剂量前（谷浓度）	20～40 mg/L（峰浓度）5～10 mg/L（谷浓度）
	伏立康唑	第5个维持剂量给药前	0.5～5 mg/L（谷浓度）
治疗精神病药物	阿米替林	达稳态血药浓度后，给下一剂量前（谷浓度）	120～25 μg/L（阿米替林与去甲替林总浓度）
	去甲替林	达稳态血药浓度后，给下一剂量前（谷浓度）	50～150 μg/L
	丙米嗪	达稳态血药浓度后，给下一剂量前（谷浓度）	150～250 μg/L（丙米嗪与地昔帕明总浓度）
	氯氮平	达稳态后，给下一剂量前（谷浓度）	300～600 μg/L
	奥氮平	给下一剂量前（谷浓度）	20～80 μg/L
	锂盐	晚上给药后12小时	0.3～1.3 mmol/L

续表

药物类别	药名	采血时间	有效血药浓度（血清或血浆）
治疗心脏疾病药物	利多卡因	给负荷剂量后约2小时（若无负荷剂量则给药后6~12小时）；心脏、肝脏功能不全患者，每12小时采血1次	1.5~5 mg/L
	普萘洛尔	给下一剂量前（谷浓度）	50~100 μg/L
	奎尼丁	给下一剂量前（谷浓度）	2~5 mg/L
	地高辛	给药后8~24小时	0.9~2.2 μg/L（少数患者可高于上限）
	洋地黄毒苷	给药后8~24小时	13~25 μg/L
	胺碘酮	给下一剂量前（谷浓度）	小于2.5 mg/L
抗肿瘤药物	氨甲蝶呤	大剂量化疗时	24小时小于$4×10^{-5}$ mol/L，58小时小于$5×10^{-7}$ mol/L，72小时小于$5×10^{-8}$ mol/L
免疫抑制剂	环孢素	给下一剂量前（谷浓度）	100~400 μg/L
	他克莫司	给下一剂量前（谷浓度）	器官移植3个月内10~15 μg/L；大于3个月5~10 μg/L

第二节　治疗药物监测的实施

治疗药物监测的实施步骤一般可分为申请、取样、测定、数据处理及结果解释五步，下面分别就这些步骤做简单介绍。

一、申请

要对某一患者的临床用药进行监测，应先由临床医师或临床药师提出申请，并详细填写申请单。治疗药物监测申请单，是了解患者基本情况及用药情况的主要手段，应认真、准确填写。下面是某三级甲等医院的治疗药物监测申请单（表2-4）。

表2-4　治疗药物监测申请单　　　　　No.

姓名	性别	年龄	体重	科别
病室（门诊）	床号	住院号	入院日期	
诊断			合并症	

申请监测药物_____□样品（打√）血 尿 腹透液 胃内容物

最初用药时间____月____日____日____分____　　分用法与用量____

采样时间		采样前准确用药时间		用法与用量
1次	月 日 时 分	1次	月 日 时 分	
2次	月 日 时 分	2次	月 日 时 分	
3次	月 日 时 分	3次	月 日 时 分	
4次	月 日 时 分	4次	月 日 时 分	
5次	月 日 时 分	5次	月 日 时 分	
6次	月 日 时 分	6次	月 日 时 分	

有无器官损害（打√）心 肝 肾 胃 肠

BUN____GPT____白蛋白____EKG____

其他____

合并用药情况：

主要临床症状：

____科 申请医师____月_____年____月____日

　　临床医师或药师在提出申请时，应明确监测的目的。监测对提高合理用药水平是很有意义的，但滥用就会增加患者的费用和痛苦。临床上需要监测的药物范围在本章第一节已提及，监测的目的一般有两种：一是有目的地去解决或搞清楚药物治疗中存在的某一问题，这类监测事先都已研究过，制订了计划，规定了详细的要求，属于研究性的，甚至设计了专用的申请表；二是属常规性的，监测的目的也不一样，有的想了解一下当前患者的血药浓度水平是否在有效范围内，有的想了解一下当前的给药方案是否合理，还有的是参考测定结果，调整给药方案，这些目的应在申请表中说明，以制定合理的样品采集方案。

二、取样

测定样品除了血浆、血清及全血，还可以测定唾液、尿或脑脊液等体液。为了解给药方案是否正确，单测血药浓度通常是没有价值的，但对药代动力学、生物利用度及药物代谢的研究是有用的。

对患者进行治疗药物监测时，必须注意给药时间、血标本采集时间、药物半衰期、药物作用时间、合并用药情况，以及患者个人资料（性别、年龄、患有哪些疾病、种族等）几个方面，才能确保监测的有效性和真实性。特别是血标本的采集时间，它与给药时间、药物半衰期、合并用药等都有密切关系。一般来说，应在给药达到稳态浓度（至少5个半衰期）后采集血标本，对于给予负荷剂量的情况，达稳态时间会提前。对于半衰期较短的药物而言，稳态谷浓度一般在下一剂药物给药前5分钟采样，口服给药稳态峰浓度一般在给药后3~4小时采集，静脉注射给药稳态峰浓度一般在给药结束后5分钟内采集，肌内注射给药后0.5~1小时采样。对于半衰期长的药物而言，其稳态峰谷浓度差别不大，采样时间对结果影响不大。

一般情况下，使用血浆或血清标本中的药物浓度进行监测，这两者中的浓度基本平行，但对于一些特殊药物应引起注意，如环孢素应采集全血标本，因为在正常人体温度下，该药在红细胞和血浆中都有分布，所以该药需采集全血标本才能得到一个可靠和可信的结果。此外，还应根据监测的药物的性质考虑是否将样品抗凝处理，以及选择正确的抗凝管类型。

三、测定

测定结果准确与否是治疗药物监测能否正确实施的关键步骤之一，所以测定方法的选择很重要。治疗药物监测方法有液质联用、高效液相色谱法、免疫法及微生物法等，使用较普遍的是高效液相色谱法、荧光偏振免疫法和放射免疫法。荧光偏振免疫法或放射免疫法需要专用试剂盒或测定仪，检测的灵敏度和专属性较强，但成本较高；高效液相色谱法检测的品种多，仪器使用的灵活性大，但其操作较烦琐。近年结合高效液相色谱、自动柱切换和在线萃取等技术，发展了二维液相色谱技术，大大发展了治疗药物监测的分析技术。

研究一个治疗药物监测的方法必须考虑到专属性、精密度、灵敏度、测定成本，以及测定一个标本所需的时间等。

四、数据处理

在治疗药物监测中，数据处理是很重要的，如果进行血药浓度测定后，只向临床报告测定的结果或仅仅提供临床考察此血药浓度值是否在有效的范围内，这是远远不够的。而应根据患者的血药浓度值，应用药代动力学原理和群体药动学参数，估算具体患者的药代动力学参数，再为患者设计合理的给药方案。

五、结果解释

结果解释是TDM实施的关键。TDM的意义有多大，就看临床药师对结果的分析解释水平有多高。

要正确地解释结果，首先，要掌握必要的资料，详细了解患者的生理、病理状态，尤其要清楚影响药物与蛋白结合率的因素，患者的用药情况，被监测药物的用药过程，被监测药物的有效血药浓度范围，被监测药物的剂量、血药浓度、效应间的相关程度及其影响因素，被监测药物动力学参数的群体值。其次，比较实测结果与预计结果，在不相符合时，应做出相应的解释，可以从患者是否服从治疗、药物制剂的生物利用度、药物的蛋白结合率、影响动力学参数的生理与病理诸因素来考虑，同时还应观察血药浓度与疗效的关系。也就是说，血药浓度在有效范围内时，临床是否有效，有时会遇到不一致的情况，就应考虑其原因，着重考虑影响药效的各种因素。最后，根据新的参数，制定新的用药方案，经治疗后，重新监测血药浓度，一般来说，此时实测值应与预计值比较相近。如长期使用该药物，还应定期监测，以观察血药浓度是否有变化。

对结果进行解释时，还应加强与临床医师的沟通与合作，虚心听取他们的意见。医师对患者的病情、用药情况、药效的观察是最清楚的，必要时也应该访问患者，这样才能使结果的解释比较符合客观实际。

为了做好结果解释，必须掌握患者的临床资料和药物的药动学参数。

（一）一般临床资料

对每个需要血药浓度监测的患者，应参考表2-5中的内容，除了看申请单，还应在需要时应深入临床去了解病人资料。

表2-5　应该掌握的血药浓度监测患者临床资料表

分类	具体内容
一般情况	年龄、性别、体重、身高
诊断	包括主要症状
并发症	指影响动力学参数的疾病，如肝肾功能不正常等
肾功能	血清肌酐、血中尿素氮
肝功能	蛋白质、人血清白蛋白、胆红素、酶等
蛋白结合	血清蛋白质浓度，白蛋白、球蛋白、α酸性糖蛋白、胆红素、脂肪酸等置换因子
电解质	血清中Na^+、K^+、Ca^{2+}等离子；酸碱平衡
营养状态	特殊饮食、深静脉营养等
合并用药	影响动力学参数的药物；影响生化指标的药物；影响测定方法的药物
与药效有关因素	剂量、中毒的可能、治疗效果
抗生素	细菌、感染部位、感染严重程度、MIC
用药情况	药物的给药方案
采样情况	采血准确的时间、采样条件

　　表2-5中的内容并不是每个患者在服每一种药物时，都需要全部了解。如果该患者的病历上有这些内容的记录，那么应该收集起来。有些生化项目的指标对分析结果很重要，如果缺少内容，那么应该补充完整。

（二）药代动力学及抗菌药物PK/PD

　　对于要监测的药物而言，必须掌握药代动力学资料，如表2-6所示。

表2-6 应该掌握的药代动力学资料表

分类	具体内容
健康人群的参数	模型与各项动力学参数
疾病状态时的参数	肝、肾、心、肺、甲状腺等疾病时；休克、烧伤时；肥胖、浮肿时；发热时；血透时
生理变化时的参数	年龄（乳儿、幼儿、老年）、性别；妊娠、遗传、种族；饮食（高蛋白、高碳水化合物等）；活动情况（劳动时、睡觉时）；环境；嗜好（烟、酒、茶等）

表2-6中的内容所要求的数据并不一定都能收集到，但起码要了解这些因素对药代动力学参数的影响，或在分析时考虑到这些因素的影响，并不断积累这方面的资料与经验。

对于抗菌药物的治疗药物监测而言，除了考虑各药物在健康人群和疾病状态下的药物代谢动力学（PK）特征，还必须考虑感染微生物、最低抑菌浓度（MIC）等药物效应动力学（PD）参数，结合PK/PD来优化抗感染药物的剂量方案。例如，喹诺酮类、氨基糖苷类抗菌药物疗效和不良反应主要与C_{max}/MIC或$AUC_{0\sim24}$/MIC值有关，而头孢菌素、碳青霉烯类抗菌药物的疗效主要与全天血药浓度高于MIC的时间有关。在一般情况下，碳青霉烯类抗菌药物一天24小时内血药浓度高于MIC的时间需超过70%才有比较理想的疗效。

因此，喹诺酮类、氨基糖苷类抗菌药物1日剂量应尽量1次足量给予，如左氧氟沙星，每次400 mg、1次/日，相对每次200 mg、2次/日的疗效更好，不良反应也没有增加。而头孢菌素、碳青霉烯类抗菌药物则需要1日多次给药，甚至采取持续滴注的给药方式。

（三）药物代谢酶与受体的基因多态性

药物在体内吸收、分布、代谢和排泄环节都有可能受药物代谢酶或转运体基因多态性的影响，导致不同个体给予相同剂量后，血药浓度和药动学参数存在差异。例如：药物氧化代谢酶CYP2C9的基因多态性导致不同人种华法林、甲苯磺丁脲的剂量存在差异，该酶的活性还容易受卡马西平、苯巴比妥、利福平等诱导，产生药动学相互作用；CYP2C19的基因多态性可能影响奥美拉唑、普萘洛尔等的血药浓度；CYP2D6的基因型显著影响着卡维地洛和去甲替林的稳态血药浓度。

此外，药物代谢转移酶、Ⅱ相代谢酶的基因多态性也会影响药物的血药浓度。

药物在体内的吸收和分布往往受药物转运体的影响，常见的药物转运体如ABCB1转运体（即P糖蛋白），ABCB1的作用底物范围非常广泛，其遗传多态性可以显著影响药物体内处置，也是药物浓度存在个体差异的主要原因之一。ABCB1的多态性也是影响肿瘤化疗敏感性及不良反应的因素。

药物剂量或浓度与药物效应之间的量效关系主要由受体决定。个体间可因各种药物动力学过程中的差异而导致受体部位有不同的药物浓度，药物的效应不仅与受体部位浓度相关，更与受体与药物的亲和力和受体本身的活性相关。药物受体基因多态性影响与之作用的特异性药物的效应，如磺酰脲受体多态性引起磺酰脲类降糖药反应异常。

（四）血药浓度实测值与预估值的比较

根据群体药动学规律和患者的具体情况，可以对患者给药后的血药浓度进行估算，并根据目标浓度设计给药剂量。血药浓度监测的目的，是确定患者按照设计的给药方案治疗后，疗效如何，是否发生不良反应，血药浓度是否在预估范围。

血药浓度实测值与预估值比较及出现偏差的可能原因分析如表2-7所示。

表2-7 血药浓度实测值与预估值的比较表

比较结果	应考虑的因素
实测值大于预测值	患者是否按医嘱用药 药物制剂的生物利用度偏高 K_a比预想的慢，在消除相的血药浓度升高 蛋白结合率增加，游离药物减少，以致血药浓度升高 V_d比预想的小 消除比预想的慢
实测值小于预测值	患者是否按医嘱用药 药物制剂的生物利用度偏低 K_a比预想的快，在消除相的血药浓度下降 蛋白结合率下降，游离药物增加，以致血药浓度下降 V_d比预想的大 消除速率增加

综上所述，将结果解释概括为以下5点。

（1）确定血药浓度测定值是否为稳态浓度。

（2）根据患者资料及群体药动学参数预估个体药动学参数。

（3）运用适当的药物代谢动力学（药动学）模型及预估的药动学参数预测血药浓度。

（4）比较实测浓度与预估浓度，如果相符，则认为患者药动学参数的估计是适当的，是否需要调整剂量则取决于实际血药浓度和其他因素，特别是疗效反应。

（5）如果实测浓度与预估浓度不相符，首先核实患者是否按医嘱服药。若是，则需要个别修改药动学参数的预估值，并分析原因。同时给医师解释出现这种差异的可能原因，提出调整剂量的意见。

其次，血药浓度监测结果出来后，应将结果解释以报告的方式发出给临床医师。报告的内容主要包括以下内容。

（1）患者资料：姓名、年龄、体重、药品名称、现在给药时间表、血药浓度实测值。

（2）血中浓度的药代动力学分析：患者参数（清除率、分布容积、半衰期等）的评价和文献资料的比较、误差或引起误差的原因，是否达到稳态血药浓度、是否存在不适当的采样时间。如果有必要，应制定适当的取样要求。

（3）结果：如果给药方案有必要调整，确定一个合适的给药方案。议定下次测定血药浓度的恰当的取样方案。

下面是某三级甲等医院的药物监测报告单式样（表2-8）。

表2-8　治疗药物监测报告单

编号

××××医院治疗药物监测报告单

姓名		性别	年龄		送检日期
住院号		病区	床号		诊断
监测药物			测定方法		
测定结果			参考值	见下表	
结果解释					

报告日期：＿＿＿年＿＿＿月＿＿＿日报告者：＿＿＿核对人：＿＿＿

第三章　消化系统疾病中西医诊疗

第一节　胃食管反流病

胃食管反流病（gastroesophageal reflux disease, GERD），又称胃食管反流，是指胃、十二指肠内容物反流入食管引起胃灼热等症状，根据是否导致食管黏膜糜烂、溃疡，分为反流性食管炎及非糜烂性胃食管反流病。GERD也可引起咽喉、气道等食管邻近的组织损害，出现食管外症状。

本病属中医学"吐酸病"范畴，大多因胃失和降，胃气上逆，外兼感受湿热两邪而发病。与肝郁、胆逆关系密切，并可与病理产物瘀血、痰浊互为因果。

一、诊断

（一）西医诊断

参照中华医学会消化病学分会中国胃食管反流病共识意见专家委员会编写的《中国胃食管反流病共识意见》（2006，三亚）。

（1）GERD症状群：有典型的胃灼热和反流症状，非典型症状如非心源性的胸痛、腹痛、上腹烧灼感、嗳气等，伴有相关的食管外症状，如反流性喉炎、哮喘、牙酸蚀症等，且无消化道梗阻的证据。

（2）上消化道内镜及病理检查：胃镜检查证实有反流性食管炎或巴雷特食管（Barrett esophagus），病理检查证实为巴雷特食管并排除胃食管癌性病变。

（3）质子泵抑制剂（PPI）诊断性治疗：适用于消化道内镜检查阴性的患者，服用标准剂量PPI，2次/日，服药1周和（或）2周后症状明显改善，则支持

GERD的诊断。

（4）检查胃食管反流证据：食管钡剂和（或）X射线检查可见食管黏膜病变、黏膜狭窄等，放射性核素定量检查可见胃内有放射性核素标记的液体反流，或24小时食管pH值监测显示有反流存在。

（5）食管测压：检查显示有反流动力学紊乱的基础，如食管下段括约肌压力降低和（或）食管清除功能减弱等。

（6）证实有食管胆汁反流。

符合上述第（1）、（2）项及第（3）～（6）项中任意一项，可诊断为GERD。

（二）中医诊断

参照中华中医药学会脾胃病分会《胃食管反流病中医诊疗共识意见》（2009，深圳）从以下3个方面考虑诊断。

（1）有典型的胃灼热、反酸等反流症状，反复发作病史或首次发作时间超过4周。

（2）实验室检查，24小时食管pH值监测，pH值小于4的总时间大于等于4.0%，即视为酸反流。

（3）上消化道内镜检查是诊断反流性食管炎较准确的方法，有助于确定有无反流性食管炎及有无合并症和并发症；也有助于本病的诊断。

（三）中医证候诊断

1. 肝胃郁热证

胸骨后疼痛、反酸、胃灼热、脘腹胀满、嗳气反流，胃脘部嘈杂易饥，疾病发作与情绪相关，常表现为心烦易怒、焦虑或抑郁等。口干口苦，舌红、苔薄黄，脉弦细。

2. 胆热犯胃证

口苦咽干、胃灼热、胸脘灼痛、反酸、嗳气、腹胀、心烦失眠、嘈杂易饥、舌红、苔黄腻，脉弦滑。食管黏膜炎症程度较重，内镜下胃内胆汁反流、幽门螺杆菌感染发生频率较高。

3. 中虚气逆证

反酸或泛吐清水，嗳气反流，胃脘隐痛，胃痞胀满，食欲缺乏，神疲乏力。大便溏薄，舌淡、苔薄，脉细弱。

4. 气郁痰阻证

咽喉不适如有痰梗，胃灼热、反酸，胸膺不适，胸骨后灼痛，嗳气，或反流，吞咽困难，声音嘶哑，半夜呛咳，舌苔白腻，脉弦滑。

5. 瘀血阻络证

胸骨后灼痛或刺痛，胃灼热、反酸，多在餐后或体位改变时明显或加重，平卧成躯体前屈时出现。有的患者出现咳嗽、哮喘、咽部不适、胸痛、吞咽困难或堵塞感，后背痛，呕血或黑粪，胃脘隐痛，嗳气，舌质紫暗或有瘀斑，脉涩。

二、治疗

（一）辨证论治

1. 肝胃郁热证

（1）治法：疏肝泄热，和胃降逆。

（2）方药：柴胡疏肝散（《景岳全书》）合左金丸（《丹溪心法》）加减。柴胡15 g，炒枳壳10 g，白芍15 g，生甘草10 g，川芎10 g，炙香附10 g，陈皮10 g，川楝子10 g，莪术10 g，酒大黄2 g，黄连6 g，吴茱萸1 g。

（3）加减：反酸重者，加乌贼骨10 g，煅瓦楞子10 g；伴嗳气者，加旋覆花15 g，代赭石15 g；胸闷者，加全瓜蒌30 g，清半夏10 g；咽部不适者，加夏枯草10 g，连翘10 g；上腹胀满者，加木香10 g，厚朴10 g；食欲缺乏者，加焦三仙各10 g，鸡内金10 g。

（4）中成药：左金丸。每次3～6 g，每日2次。

2. 胆热犯胃证

（1）治法：清化胆热，降气和胃。

（2）方药：龙胆泻肝汤（《医方集解》）合温胆汤（《备急千金要方》）加减。龙胆草6 g，柴胡、焦栀子各9 g，黄芩9 g，当归6 g，旋覆花9 g，赭石6 g，半夏6 g，竹茹6 g，枳壳6 g，陈皮9 g，甘草3 g。

（3）加减：反酸甚者，加煅瓦楞子、海螵蛸；胸痛明显者，加丹参、降香、炙乳香、炙没药；大便秘结者，加虎杖、瓜蒌；嗳气频繁者，加白豆蔻、佛手；不寐者，加合欢皮、首乌藤。

（4）中成药：小柴胡颗粒，每次 10 g，每日 3 次；龙胆泻肝丸，每次 3 ～ 6 g，每日 2 次。

3. 中虚气逆证

（1）治法：健脾和胃，疏肝降逆。

（2）方药：四逆散（《伤寒论》）合六君子汤（《医学正传》）加减。柴胡 6 g，白芍 15 g，枳壳 10 g，甘草 3 g，党参 20 g，白术 10 g，茯苓 15 g，陈皮 10 g，法半夏 10 g，香附 10 g，木瓜 30 g，佛手 10 g。

（3）加减：脾胃气滞者，加砂仁 10 g；肝郁气滞明显者，加青皮 10 g，乌药 10 g；寒甚者，加良姜 10 g；湿热者，加生玉米 30 g，厚朴 10 g，黄芩 10 g；久病兼瘀者，加丹参 10 g；反酸者，加黄连 6 g，吴茱萸 3 g，乌贼骨 30 g。

（4）中成药：香砂养胃丸，每次 9 g，每日 2 次；归脾丸，每次 8 ～ 10 丸，每日 3 次；小建中颗粒，每次 15 g，每日 3 次；参苓白术颗粒，每次 3 g，每日 3 次。

4. 气郁痰阻证

（1）治法：开郁化痰，降气和胃。

（2）方药：旋覆代赭汤（《伤寒论》）合半夏厚朴汤（《金匮要略方论》）加减。旋覆花 15 g，代赭石 30 g，法半夏 10 g，厚朴 10 g，紫苏叶 6 g，茯苓 15 g，人参 15 g，生甘草 5 g，生姜 10 g，大枣 6 枚。

（3）加减：湿邪较重者，加泽泻 15 g，并加重法半夏用量至 20 g；痰热较重者，加胆南星 15 g，全瓜蒌 15 g；胃热者，加郁金 10 g，黄芩 15 g；阴虚者，加沙参 15 g，麦冬 15 g；肝郁较重者，加香附 10 g，川芎 15 g；肝胃不和者，加柴胡 6 g，白芍 15 g；痞满者，加枳实 10 g，并加重厚朴用量至 15 g；嗳气、呃逆者，加重旋覆花、代赭石用量分别至 20 g、35 g。

（4）中成药：复方田七胃痛胶囊，每次 3 ～ 4 粒，每日 3 次。

5. 瘀血阻络证

（1）治法：活血化瘀，行气通络。

（2）方药：血府逐瘀汤（《医林改错》）加减。桃仁 12 g，红花、当归生地黄、牛膝各 9 g，川芎、桔梗 4.5 g，赤芍、枳壳各 6 g，柴胡、甘草各 3 g。

（3）加减：胃痛甚者，加延胡索、木香、郁金；便黑，加白及、三七；口干舌燥，加生地黄、麦冬。

（4）中成药：开胸顺气胶囊，每次 3 粒，每日 2 次。

（二）病证结合治疗

根据病证结合的原则，在胃食管反流病治疗过程中，根据不同时期采取不同的治疗方案。

1. 初始治疗

根据胃灼热、反流等典型胃食管反流病症状，对疑诊为胃食管反流病患者进行质子泵抑制药PPI经验性治疗，为期1～2周。H2RA（西尼替丁、雷尼替丁、法尼替丁等）适用于轻至中度GERD治疗。

2. 维持治疗

在确定为胃食管反流病患者后，患者应接受规范的8周初始治疗疗程。根据不同患者的情况，提醒进行维持治疗以巩固疗效，预防复发，如维持原剂量、剂量减半、按需治疗等。通常，严重的反流性食管炎（LAC-D级）需足量维持治疗，GERD可采用按需治疗，长期使用H2RA会产生耐受性，一般不适合作为长期维持治疗的药物。

（三）并发症治疗

1. 上消化道出血

上消化道出血可用生长抑素、垂体后叶素等，采用三腔气囊管压迫止血、内镜直视下止血、血管介入技术等。

2. 食管狭窄

除极少数严重瘢痕性狭窄需行手术切除外，绝大部分狭窄可行内镜下食管扩张术治疗。扩张术后予以长程质子泵抑制剂维持治疗可防止狭窄复发，对年轻患者也可考虑抗反流手术。

3. 巴雷特食管

巴雷特食管必须使用PPI长期维持治疗。巴雷特食管发生食管腺癌的危险性明显增高，故应加强随访，目的是早期发现异性增生、重度不典型增生或早期食管癌，及时进行手术治疗。

（四）外治法

1. 针刺疗法

针刺疗法以中脘、内关、足三里为基础穴位。肝胃郁热证加太冲、期门；胆热犯胃证加阳陵泉；中虚气逆证加合谷、太冲、膻中；气郁痰阻证加丰隆、公孙；瘀血阻络证加曲池、膈俞。

2. 注入式埋线疗法

注入式埋线疗法，选取腹部中脘、气海、关元、上巨虚四穴进行穴位埋线。

3. 药穴指针疗法

药穴指针疗法所用药方剂组成：郁金24 g，香附20 g，丁香10 g，黄连6 g，吴茱萸10 g，陈皮18 g，半夏24 g，旋覆花15 g，厚朴24 g，槟榔24 g，生姜10 g。加工方法：把上述药用棕色瓶装，加入50%白酒1 L，浸制48小时后取药液。治疗方法：治疗操作者每次以适量棉花缠指后，蘸少许药液涂敷患者双侧足太阳膀胱经肝俞、胆俞、胃俞及脾俞穴位上，先后按揉法、打法及捏法进行操作，每次操作15分钟，每日2次，上下午各1次，连续治疗3周为1个疗程。

4. 灸法

灸法以腹部、背腰部和下肢区域为主，选中脘、足三里、天枢、公孙、太冲、脾俞、胃俞、大肠俞等穴位及附近寻找热敏化点，采用清艾条点燃，先施回旋灸2分钟温热局部气血，继以雀啄灸1分钟加强敏化，循经往返灸2分钟激发经气，再施以温和灸发动感传，开通经络。施灸剂量以完成灸感四相为度。每日灸1次，20次为1个疗程，每1个疗程后可休息3～5天，再继续治疗第2个疗程。

5. 烫熨疗法

烫熨疗法是将药物研成细末，加入饴糖、黄蜡等赋形剂调成厚薄适度的药膏，于火上烘热，趁热贴于治疗部位；或将药膏涂于治疗部位，再以熨斗、热水袋，或者炒热的盐、沙、麦麸布包后置于上面进行烫熨。

6. 穴位贴敷疗法

穴位贴敷疗法主要针对虚寒型伴见胃脘痛证者，用以温经散寒、通络止痛。主要药物可选生川乌250 g，白芷500 g，花椒500 g，白附子100 g，干姜250 g，川芎500 g，细辛200 g，共研细末，黄酒调敷，贴敷穴位，每穴1 g，每次6小时，每日1次。

第二节　胃炎

胃炎是胃黏膜对胃内各种刺激因素的炎症反应。生理性炎症是胃黏膜屏障的组成部分之一，但当炎症使胃黏膜屏障及胃腺结构受损时，则可出现中上腹疼痛、消化不良、上消化道出血，甚至癌变。根据其常见的病理生理和临床表现，胃炎大致可分为急性、慢性和特殊类型。本节对慢性胃炎进行说明。

本病属中医学"胃脘痛"范畴，大多因外邪犯胃、饮食伤胃、情志不畅和脾胃素虚所致，并可与气滞、寒凝、热郁、湿阻、血瘀互为因果。与肝、脾的关系极为密切。

一、诊断

（一）西医诊断

参照《中国慢性胃炎共识意见》。

多数慢性胃炎患者无任何症状，有症状者主要为非特异性消化不良。

内镜诊断：浅表性胃炎可见红斑（点状、片状和条状）、黏膜粗糙不平、出血点（斑）黏膜水肿、出血等基本表现；萎缩性胃炎可见黏膜红白相间，以白为主，皱襞变平，甚至消失，黏膜血管显露，黏膜颗粒或结节状等基本表现，后者系伴增生性病变所致。取材活检根据病变情况和需要，建议取2～5块活检组织。

病理组织学诊断：慢性胃炎病理活检示固有腺体萎缩，即可诊断为萎缩性胃炎，而不必考虑活检标本的萎缩块数和程度。慢性胃炎有5种组织学变化应分级，即幽门螺杆菌感染、慢性炎症、活动性、萎缩和肠化，分成无、轻度、中度和重度四级。异型增生（上皮内瘤变）为重要的胃癌癌前病变，可分为轻度和重度（或低级别和高级别）两级。异型增生和上皮内瘤变是同义词。高级别上皮内瘤变包括早期胃癌和重度异型增生。

（二）中医诊断

参照《慢性萎缩性胃炎中医诊疗共识意见》《慢性浅表性胃炎中医诊疗共识意见》及《中药新药临床研究指导原则》。

多数慢性浅表性胃炎（CSG）患者无任何症状，少数有症状者主要为非特异性消化不良，首先表现为反复或持续性上腹不适、饱胀、钝痛、烧灼痛，无明显节律性，一般进食后较重；其次表现为食欲减退、嗳气、反酸、恶心等消化不良症状。慢性浅表性胃炎与消化不良症状并非密切相关。

内镜检查和胃黏膜组织学检查结果与症状的相关分析表明：慢性浅表性胃炎患者的症状缺乏特异性，且有无症状及症状的严重程度与内镜所见和组织学分级无明显相关性。

慢性萎缩性胃炎（CAG）的确诊有赖于胃镜与病理检查，尤以后者的价值更大。

（三）中医鉴别诊断

1. 肝胃气滞证

胃脘胀痛或痛窜两胁，嗳气频繁，嘈杂泛酸，舌质淡红、苔薄白，脉弦。此型胃镜检查可伴见胃黏膜急性活动性炎症，胆汁反流。

2. 肝胃郁热证

胃脘灼痛，嘈杂泛酸，口干口苦，烦躁易怒，大便干燥，舌质红、苔黄，脉弦数。此型胃镜检查可伴见胃黏膜呈樱桃红色或绛色为主，黏膜表面干燥、脆性增加。

3. 脾胃湿热证

胃脘灼热胀痛，口苦口臭，脘腹痞闷，渴不欲饮，小便黄，舌质红、苔黄厚而腻，脉滑或濡数。此型可伴见胃黏膜急性活动性炎症、充血糜烂明显。

4. 脾胃气虚证

胃脘隐痛，喜按喜服，食后脘闷，纳呆少食，便溏腹泻，四肢乏力，舌质淡红，有齿印，苔薄白或白，脉沉细。此型可伴见胃黏膜红斑或粗糙不平，黏液稀薄而多，胃酸偏低。

5. 脾胃虚寒证

腹胀，食少，胃脘隐隐作痛，绵绵不断，喜温喜按，畏寒肢冷，大便稀溏，舌淡苔白，脉虚弱或迟缓。

6. 胃阴不足证

胃脘灼热疼痛，口干舌燥，大便干燥，舌红少津、无苔，或剥苔，或有裂纹，脉细数或细弦。此型可伴见胃黏膜呈颗粒状或血管显露，胃黏膜干燥，黏液少或胃酸偏低，黏膜充血水肿或小糜烂。

7. 胃络瘀阻证

胃脘痛有定处，不喜按或拒按，大便潜血阳性或黑类，舌质暗红或紫暗，有瘀点，脉弦涩。此型可伴见胃痛日久不愈，胃黏膜充血肿胀，伴瘀斑或出血点。

二、治疗

（一）辨证论治

1. 肝胃气滞证

（1）治法：疏肝和胃，理气止痛。

（2）方药：柴胡疏肝散（《景岳全书》）加减。柴胡12 g，陈皮9 g，川芎10 g，木香9 g，枳壳10 g，芍药8 g，炙甘草5 g，郁金10 g，党参20 g，山药15 g，麦芽20 g。

（3）加减：腹痛甚，加延胡索、川楝子；脾虚生湿，加茯苓、薏苡仁；呕吐泛酸，酌加海螵蛸、半夏、浙贝母；气滞血瘀疼痛，加蒲黄、丹参；郁火伤阴，加山栀子、石料、麦冬。

（4）中成药：气滞胃痛颗粒，每次5 g，每日3次；胃苏颗粒，每次15 g，每日3次；金佛止痛丸，每次5 g，每日3次；延胡索止痛片，每次2片，每日3次；三九胃泰颗粒（无糖型），每次2～5 g，每日2～3次；荆花胃康胶丸，每次2粒，每日3次；枳术宽中胶囊，每次3粒，每日3次；达立通颗粒，每次6 g，每日3次。

2. 肝胃郁热证

（1）治法：清肝泻火，和胃降逆。

（2）方药：左金丸（《丹溪心法》）加减。黄连10 g，吴茱萸5 g，栀子9 g，黄芩9 g，乌贼骨20 g，煅瓦楞子30 g。

（3）加减：上腹饱胀、嗳气频作者，加厚朴、枳壳、香附；便秘者，加玄参、瓜蒌仁、肉苁蓉；纳呆消化不良者，加焦三仙、神曲；疼痛显著者，加醋延胡索、川楝子；失眠者，加茯神、柏子仁、首乌藤；体内有瘀滞者，加三七、莪术、红花；体质虚弱者，加党参、炒白术、沙参。

（4）中成药：加味左金丸，每次6 g，每日2次。

3. 脾胃湿热证

（1）治法：清热除湿，理气和中。

（2）方药：连朴饮（《霍乱论》）加减。黄连9 g，厚朴6 g，石菖蒲3 g，法半夏9 g，茯苓15 g，竹茹9 g。

（3）加减：热重，加山栀子、黄芩；湿重，加茵陈、木通；反酸，加左金丸；便秘，加生大黄。

（4）中成药：三九胃泰胶囊，每次2～4粒，每日2次。

4. 脾胃气虚证

（1）治法：益气健脾，和胃除痞。

（2）方药：香砂六君子汤（《医方集解》）加减。党参9 g，炒白术12 g，茯苓15 g，法半夏6 g，陈皮9 g，木香9 g，砂仁6 g，炙甘草6 g。

（3）加减：兼寒者，加制附子、干姜；兼湿者，加豆蔻仁、苍术；腹泻，加山药、罂粟壳；反酸，加贝母、乌贼骨；纳呆，加鸡内金、焦三仙。

（4）中成药：香砂六君丸，每次10 g，每日2次；胃乃安胶囊，每次4粒，每日3次；复方田七胃痛胶囊，每次4粒，每日3次；补中益气丸，每次10 g，每日2次。

5. 脾胃虚寒证

（1）治法：温中健脾，和胃止痛。

（2）方药：黄芪健中汤（《金匮要略方论》）合理中汤（《伤寒论》）加减。黄芪15 g，桂枝15 g，白术15 g，法半夏10 g，陈皮9 g，党参15 g，茯苓15 g，炙甘草15 g。

（3）加减：泛吐清水较多，加干姜；泛酸，加黄连、乌贼骨、煅瓦楞子。

（4）中成药：香砂养胃丸，每次9 g，每日2次；温胃舒胶囊，每次3粒，每日3次；香砂理中丸，每次10 g，每日2～3次；湿寒胃痛颗粒，每次3 g，每日3次。

6．脾胃湿热证、胃阴不足证

（1）治法：养阴益胃，和中止痛。

（2）方药：益胃汤（《温病条辨》）加减。北沙参10 g，生地黄12 g，麦冬10 g，白芍15 g，石斛10 g，甘草6 g。

（3）加减：渴甚，加花粉；心烦，加栀子、莲心；失眠，加酸枣仁、柏子仁；大便干，加大黄；胃中有热感，加栀子。

（4）中成药：胃热清胶囊，每次2～4粒，每日3次，适用于脾胃湿热证；养胃舒胶囊，每次3粒，每日2次，适用于胃阴不足证。

7．胃络瘀阻证

（1）治法：活血通络。

（2）方药：丹参饮（《时方歌括》）合失笑散（《太平惠民和剂局方》）加减。丹参15 g，砂仁6 g，生蒲黄6 g，五灵脂10 g，三七粉（冲服）3 g。

（3）加减：胃脘嘈杂、口干咽燥，加北沙参、麦冬；脘腹胀满、嗳气叹息，加川楝子、枳壳；胃脘胀痛、口苦、便秘，加川黄连、全瓜蒌；胃黏膜糜烂出血，加白及、仙鹤草。

（4）中成药：复方田七胃痛胶囊，每次4粒，每日3次；胃复春，每次4片，每日3次。

（二）病证结合治疗

根据病证结合的原则，在治疗慢性胃炎过程中，坚持以中医治疗为主，突出中医益气健脾、辛开苦降的治疗方法具有的缩短疗程、抗复发的优势。

1．日常调护

一般治疗饮食宜选用富营养、少刺激、易消化的食物，避免吸烟、酗酒、咖啡、浓茶，以及对胃有刺激的药物。消除患者疑虑，调整精神情绪，保持心情乐观、舒畅、平和，确立积极健康的生活态度。

2．抑酸或制酸药治疗

抑酸或制酸药治疗适用于黏膜糜烂或以胃灼热、反酸、上腹痛等症状为主者。可根据病情或症状严重程度选用H_2受体阻断药（西咪替丁、雷尼替丁、法莫替丁、罗沙替丁等）、质子泵抑制剂（奥美拉唑、兰索拉唑、泮托拉唑、雷贝拉唑、埃索美拉唑、艾普拉唑等）、制酸药（复方氢氧化铝、碳酸氢钠等）。

3. 胆汁结合药治疗

胆汁结合药治疗适用于各类胃炎伴胆汁反流者，有考来烯胺、甘羟铝、铝碳酸镁（达喜、威地美）等，后者兼有抗酸、保护黏膜作用。

4. 根除幽门螺杆菌治疗

根除幽门螺杆菌治疗适用于幽门螺杆菌阳性者。

（1）胃黏膜糜烂、萎缩病变的慢性胃炎者。

（2）有胃癌家族史者。

（3）伴糜烂性十二指肠炎者。

（4）有消化不良症状的慢性胃炎者。

目前，推荐方案是铋剂、PPI加两种抗生素组成的四联方案，但仍可采用铋剂或质子泵抑制剂（PPI）加两种抗生素组成的三联疗法。可在原三联疗法基础上加用中药、益生菌或口腔洁治等形成新的四联疗法。

5. 黏膜保护治疗

黏膜保护治疗适用于胃黏膜糜烂、出血或症状明显者。常用的药物有铋剂（丽珠得乐、胶体果胶铋等）、硫糖铝、康复新液、米索前列醇（喜克馈）、复方谷氨酰胺、吉法酯、替普瑞酮、膜固思达等。

6. 促动力药治疗

促动力药治疗适用于上腹饱胀、早饱、嗳气、呕吐等症状明显者，常用药物有多潘立酮、莫沙必利、盐酸伊托必利、马来酸曲美布汀等。

7. 助消化药治疗

助消化药治疗适用于萎缩性胃炎、胃酸偏低或食欲减退等症状明显者，常用药物有胃蛋白酶、铋特、得每通等。

8. 其他抗抑郁药和镇静药治疗

其他抗抑郁药和镇静药治疗适用于睡眠差、有明显精神因素者。常用药物有三环类抗抑郁药（阿米替林、多唐平等）、选择性5-羟色胺再摄取抑制药（帕罗西汀、盐酸氟西汀、西酞普兰）等。

（三）并发症治疗

1. 胃出血

胃出血治疗首选质子泵抑制剂治疗，有必要可联合凝血酶治疗。

2. 贫血

贫血治疗服用硫酸亚铁等补血药、维生素及少量的维生素B_{12}肌内注射，必要时可输血。

3. 胃溃疡

胃溃疡治疗服用制酸药、抗胆碱能药物、H_2受体拮抗药、丙谷胺、前列腺素E_2的合成剂及奥美拉唑等，同时给予胃黏膜保护药物。

4. 胃癌前期

胃癌前期进行饮食治疗，根除幽门螺杆菌，药物治疗，内镜下治疗，基因治疗。

（四）外治法

1. 中药外敷穴位疗法

将中药研成细末，以棉布制成肚兜，内置药末，敷于中脘治疗脾胃虚寒型、肝郁气滞型胃脘痛。

2. 离子导入疗法

用中药电敷中脘穴治疗急性寒证胃脘痛。

3. 针灸疗法

以中脘、内关、足三里为基础穴位。肝胃气滞证加期门、太冲；肝胃郁热证加曲池、太冲；脾胃湿热证加丰隆、公孙；脾胃气虚证加脾俞、气海、膻中；脾胃虚寒证加神阙、气海、脾俞、胃俞；胃阴不足证加胃俞、太溪、三阴交；胃络瘀阻证加膈俞、阿是。

4. 穴位按摩

选取内关、足三里、合谷，用手拇指指腹按摩，每日2～3次，每穴10～15分钟。

5. 中药烫疗

选用大黄、当归、红花、干姜等活血温经、祛风镇痛的中药，用高度酒浸泡1～2个月，取药渣300～500 g棉布包裹。每次烫疗可以加入药酒和水适量，用微波炉加热，烫神阙穴或上腹部，至药包冷却。

第三节　消化性溃疡

消化性溃疡（peptic ulcer, PU）是指在各种致病因子的作用下，黏膜发生的炎症与坏死性病变。病变深达黏膜肌层，常发生于与胃酸分泌有关的消化道黏膜，其中以胃、十二指肠为最常见。

本病属于中医学"胃疡"范畴，大多因情志郁怒、饮食不节等外邪侵扰、药物刺激，使脾胃失健、胃络受损而出现溃疡，以胃脘疼痛为主要表现的内病类疾病，与肝、脾两脏关系密切。

一、诊断

（一）西医诊断

参照《消化性溃疡病诊断与治疗规范建议》。

中上腹痛、反酸是消化性溃疡的典型症状，腹痛发生与餐后时间的关系认为是鉴别胃与十二指肠溃疡病的临床依据。

胃镜检查和上消化道钡剂检查，是诊断消化性溃疡的主要方法。

对消化性溃疡患者，鼓励其常规进行尿素酶试验或核素标记C呼气等试验，以明确是否存在幽门螺杆菌感染。

消化性溃疡需与克罗恩病、结核、淋巴瘤、巨细胞病毒等继发性上消化道的溃疡相鉴别。

（二）中医诊断

参照中华中医药学会脾胃病分会《消化性溃疡中医诊疗共识意见》从以下2个方面考虑诊断。

1. 初步诊断

慢性、周期性、节律性上腹痛伴反酸者。

2．基本诊断

伴有上消化道出血、穿孔史或现症者。

3．确诊

胃镜发现消化性溃疡处（尿素酶实验或^{13}C或^{14}C标记的尿素呼吸试验等兼查HP）或上消化道气钡双重造影检查见胃或十二指肠有龛影或球部变形者，可确定诊断。

（三）中医证候诊断

1．肝胃不和证

胃脘胀痛，遇情志不遂加重，两胁胀满，心烦，嗳气频繁，反酸，善叹息，舌质淡红，舌苔薄白或薄黄，脉弦。胃镜下常常表现为PU活动期，溃疡较浅，或伴有胆汁反流。

2．脾胃气虚证

胃脘隐痛，腹胀纳少、食后尤甚，大便溏薄，肢体倦怠，少气懒言，面色萎黄，消瘦，色淡苔白，脉缓弱。胃镜下常常表现为溃疡表面覆盖白苔，溃疡面积较小。

3．脾胃虚寒证

胃脘隐痛，喜温喜按，得食痛减，四肢倦怠，畏寒肢冷，泛吐清水，食少纳呆，便溏。舌淡或舌边齿痕，舌苔薄白，脉虚弱或迟缓。胃镜下常常表现为PU活动期伴慢性胃炎。

4．肝胃郁热证

胃脘灼热疼痛，口干口苦，胸胁胀满，泛酸，烦躁易怒，大便秘结，舌红，苔黄，脉弦数。胃镜下常常表现为PU活动期，胃病黏膜红白相间，多以红色为主，个别点状出血。

5．胃阴不足证

胃脘痛隐隐，饥不欲食，口干渴，消瘦，五心烦热，大便干燥，舌红少津或舌裂纹无苔，脉细。胃镜下常常表现为PU伴慢性萎缩性胃炎。

二、治疗

（一）辨证论治

1. 肝胃不和证

（1）治法：疏肝理气，和胃止痛。

（2）方药：柴胡疏肝散（《景岳全书》）加减。柴胡12 g，香附10 g，川芎10 g，陈皮、枳壳各10 g，白芍15 g，炙甘草6 g。

（3）加减：心烦易怒者，加佛手、青皮；口干者，加石斛、沙参；畏寒者，加高良姜、肉桂；反酸者，加浙贝母、瓦楞子。

（4）中成药：气滞胃痛冲剂，冲服，每次5 g，每日3次；胃苏冲剂，冲服，每次5 g，每日3次。

2. 脾胃气虚证

（1）治法：益气健脾，和胃助运。

（2）方药：四君子汤（《太平惠民和剂局方》）加减。党参15 g，白术12 g，茯苓12 g，木香9 g，黄芪30 g，炙甘草9 g。

（3）加减：嗳气、腹胀，加砂仁、法半夏、陈皮。

（4）中成药：香砂六君丸，每次10 g，每日2次；补中益气丸，每次10 g，每日2次。

3. 脾胃虚寒证

（1）治法：温中健脾，和胃止痛。

（2）方药：黄芪建中汤（《金匮要略方论》）加减。黄芪20 g，白芍15 g，桂枝10 g，炙甘草5 g，生姜5 g，饴糖20 g，大枣5枚。

（3）加减：胃寒重者、胃痛明显者，加吴茱萸、川花椒、制附片；吐酸、口苦者，加砂仁、藿香、黄连；肠鸣腹泻者，加泽泻、猪苓；睡眠不佳者，加生龙骨、生牡蛎。

（4）中成药：虚寒胃痛冲剂，每次1～2袋，每日2次；附子理中丸，大蜜丸每次1丸，每日2～3次；温胃舒颗粒，每次1～2袋，每日2次。

4. 肝胃郁热证

（1）治法：清胃泻热，疏肝理气。

（2）方药：化肝煎（《景岳全书》）合左金丸（《丹溪心法》）加减。陈皮6 g，青皮9 g，牡丹皮12 g，栀子10 g，白芍12 g，浙贝母15 g，泽泻9 g，黄连6 g，吴茱萸2 g。

（3）加减：口干明显者，加北沙参、麦冬；恶心者，加姜半夏、竹茹；舌苔厚腻者，加苍术；便秘者，加枳实。

（4）中成药：丹栀逍遥丸，每次6～9 g，每日2次。

5. 胃阴不足证

（1）治法：养阴益胃。

（2）方药：益胃汤（《温病条辨》）加减。沙参9 g，麦冬15 g，冰糖3 g，生地黄15 g，玉竹5 g。

（3）加减：若情志不畅者，加柴胡、佛手、香橼；嗳腐吞酸、纳呆者，加麦芽、鸡内金；大便臭秽不尽者，加黄芩、黄连；胃刺痛、入夜加重者，加丹参、红花、降香；恶心呕吐者，加陈皮、半夏、苍术。

（4）中成药：阴虚胃痛颗粒，每次10 g，每日3次。

（二）病证结合治疗

根据病证结合的原则，在治疗消化性溃疡过程中，坚持以中医治疗为主，突出中医健脾理气、和胃止痛的治疗方法具有的缩短疗程、抗复发的优势。

1. 制酸治疗

最早用于治疗消化性溃疡的药物是制酸药，主要包括碳酸氢钠、三硅酸镁、氢氧化铝、枸橼酸铋钾和碳酸钙，还有新型的铝镁等。

2. H_2受体拮抗药

H_2受体拮抗药可以抑制胃酸的分泌。常用的药物包括雷尼替丁、法莫替丁、西咪替丁等。

3. 质子泵抑制剂

质子泵抑制剂可以持续性抑制胃酸的分泌。临床上常用的质子泵抑制剂主要有奥美拉唑、雷贝拉唑、兰索拉唑、埃索美拉唑、泮托拉唑等。

4. 增强胃黏膜屏障药

增强胃黏膜屏障药可保护胃黏膜屏障。常用的药物有硫糖铝、铋制剂、前列腺素E等。

5. 抗HP药

因为临床上多数消化性溃疡的发生都与HP的感染有关系，所以在治疗上主要是采用抑制胃酸的药物和杀菌的药物。临床中使用的治疗方案是质子泵抑制剂加两种抗生素的三联疗法，后又出现了针对HP感染的含铋剂的四联疗法、序贯疗法、伴同疗法、加益生菌的疗法等。

（三）并发症治疗

1. 上消化道出血

首选治疗方法是内镜下止血，同时使用PPI可有效预防再出血，减少外科手术率与死亡率。消化性溃疡并发急性出血时，应尽可能进行急诊内镜检查，凡有活动性出血、溃疡底部血管暴露或有红色（或黑色）血液附着时，应在内镜下进行止血，并同时静脉使用PPI，可显著降低再出血率。PPI通过抑制胃酸分泌，提高胃内pH值，降低胃蛋白酶活性，减少对血凝块的消化作用，提高血小板的凝集率，从而有助于巩固内镜的止血效果。

2. 穿孔

（1）非手术治疗：当患者空腹并且溃疡穿孔较小、位置位于后壁、临床症状较轻时可考虑非手术治疗。治疗给予胃肠减压、补充液体、维持水电解质平衡、禁食水，并给予适当的抗生素抗菌治疗，同时可使用善宁或奥美拉唑抑制胃酸分泌。

（2）手术治疗：当非手术治疗无效或者患者临床表现严重（腹部疼痛剧烈，检查有明显压痛、反跳痛伴肌紧张）时，就必须进行手术治疗。手术治疗一般以修补穿孔为主，同时切取周边组织进行病理检查，冲洗腹腔，放置腹腔引流管，并给予非手术治疗的一些措施。

3. 幽门梗阻

对一般幽门梗阻的患者，不宜施行紧急手术，经过3～5天胃肠减压，患者能恢复饮食，病情逐渐好转，说明痉挛和水肿的因素得到消除，可继续观察，必要时重复钡剂检查。如减压无效则说明为瘢痕性狭窄，必须采取手术治疗。如有恶性肿瘤的证据，需积极手术。

（四）外治法

1. 针灸疗法

以中脘、足三里为基础穴位。肝胃不和证，加肝俞、内关、太冲、期门；脾胃气虚证，加脾俞、胃俞、内关；脾胃虚寒证，加脾俞、胃俞、章门、阴陵泉；肝胃郁热证，加行间、合谷、内庭；胃阴不足证，加胃俞、太溪、三阴交。

2. 中药穴位贴敷疗法

分为寒、热两个证型，在治疗过程中均可以取中脘、上脘、脾俞、胃俞、足三里五穴进行中药穴位贴敷。寒证：吴茱萸、小茴香、细辛、冰片。热证：黄连、黄芩、乳香、没药。辨证选用上述各组药物，加适量凡士林调成糊状，置于无菌纺纱中，贴敷于穴位，用胶布固定。

3. 热敏灸疗法

可于中脘穴单点、天枢穴双点、胃俞穴双点、阴陵泉双点温和灸，可觉热感透至腹腔内，或扩散至整个上腹部，或腰背部，灸至热敏灸感消失。如果感传仍不能上至腹部，那么再取一支点燃的艾条放置感传所达部位的近心端点，进行温和灸，依次接力使感传到达腹部，灸至热敏灸感消失。

4. 其他疗法（胃镜下治疗）

可选用胃镜下喷撒三七粉、白及粉等药物治疗。

5. 护理

饮食调护：

（1）少量多餐，定时定量。

（2）避免辛辣刺激性饮食，禁肥甘厚味，禁过食辛、酸及易产酸食物，禁易阻气机食物等，禁寒凉生冷食物，禁坚硬食物。

（3）选择细软易消化食物。

心理调护：针对溃疡患者采取有针对性的心理、社会的护理。可通过下棋、看报、听音乐等消除紧张感，还可配合性格训练，如精神放松法、呼吸控制训练法、气功松弛法等，减少或防止溃疡的发生。告知患者情绪反应与溃疡的发展及转归密切相关，提高患者情绪的自我调控能力及心理应激能力，使患者全面客观地认识溃疡病，告诫患者重视纠正不良行为。

6. 健康教育

（1）去除诱因。去除溃疡发生的诱因，如饥饱不调、烟酒及辛辣饮食刺激、过度劳累及精神抑郁、焦虑、滥用药物等，嘱溃疡病患者生活、饮食要有规律，劳逸结合，保证充足睡眠。

（2）出院指导。出院时，嘱患者停药后1个月务必回院复查。避免使用致溃疡病药物，如类固醇皮质激素、非甾体类药物；出院后仍要注意休息，做到起居有常，劳逸结合，避免寒冷和情志刺激，谨遵饮食宜忌。

第四节　习惯性便秘

便秘是各种原因引起的大便排出困难，便质干燥坚硬，秘结不通，艰涩不畅，排便次数减少或排便间隔时间延长，或虽有便意但排出困难的病证。习惯性便秘是指长期的、慢性功能性便秘，多发于老年人。

本病属中医学"便秘"范畴，大多因饮食不节、情志失调、外邪犯胃、禀赋不足等所致。基本病变属大肠传导失常，同时与肺、脾、胃、肝、肾等脏腑的功能失调有关，并可与燥热、气滞、寒凝等互为因果。

一、诊断

（一）西医诊断

参照2006年国际功能性胃肠疾病（FGIDs）罗马Ⅲ标准及2007年《中国慢性便秘诊治指南》。

（1）必须包括下列两项或两项以上：至少25%的排便感到费力；至少25%的排便为干球粪或硬粪；至少25%的排便有不尽感；至少25%的排便有肛门直肠梗阻感和堵塞感；至少25%的排便需手法辅助（如用手指协助排便、盆底支持）；每周排便少于3次。

（2）不用泻药时很少出现稀便。

（3）不符合肠易激综合征的诊断标准。

诊断前症状出现至少6个月，且近3个月症状符合以上诊断标准。

（二）中医诊断

参照《国家中医药管理局"十一五"重点专科便秘病协作组临床诊疗方案》。

排便时间延长，每次排便间隔3天以上，粪便干燥坚硬。重者大便艰难，干燥如栗，可伴少腹胀急、神倦乏力、胃纳减退等症。排除肠道器质性疾病。

（三）中医证候诊断

1. 肠胃积热证

大便干结，小便短赤，便时肛门疼痛。舌苔黄燥，腹部胀满，或腹部胀痛，甚则疼痛拒按。口干口臭，心烦面赤，脉滑数。

2. 肝脾不调证

大便干结，欲便不下或便而不爽，肛门胀痛，腹部胀痛，用力排便时尤著，甚则矢气亦费力。嗳气频作，胸脘痞闷，烦躁易怒或郁郁寡欢，纳食减少。苔薄，脉弦。

3. 肺脾气虚证

虽有便意，临厕无力努挣，挣则汗出气短，便后疲乏，脉虚。大便质软，但排出困难，腹无胀痛，面色白，神疲气祛，舌淡、苔薄。部分患者还伴有失眠、烦躁、多梦、抑郁、焦虑等精神心理障碍。

4. 血热津少证

大便干结如栗，面色萎黄无华，2～3日一行，甚至7日一行，排便费力，便血日久。时觉头晕心悸，腹胀疼痛，口干口臭，面红心烦，小便短赤。舌偏红少苔，脉细。

5. 脾肾两虚证

便蓄肠间而无便意，虽有便意而努挣乏力，便出艰难，排时汗出短气，便后疲乏不堪。有头眩耳鸣，气喘心悸，腰酸背痛，腹胀喜暖，小便清长，纳呆食少，面色白。长期依赖泻药，不服泻药则数日不行，舌淡质厚腻，脉沉迟。

二、治疗

（一）辨证论治

1. 肠胃积热证

（1）治法：清热生津，润肠通便。

（2）方药：润肠丸（《脾胃论》）加减。枳实12 g，大黄15 g，当归尾9 g，桃仁9 g，火麻仁12 g，杏仁6 g。

（3）加减：兼见目赤易怒、舌红脉弱、挟肝火者，配更衣丸；同时伴有便血或肛门疼痛者，加槐角、田三七、茜草根。

（4）中成药：麻仁丸（大蜜丸），每次1丸；麻仁丸（水蜜丸），每次9 g，每日1～2次。

2. 肝脾不调证

（1）治法：疏肝解郁，扶土抑木。

（2）方药：六磨汤（《世医得效方》）合四逆散（《伤寒论》）加减。沉香6 g，枳实12 g，槟榔9 g，大黄12 g，乌药6 g，香附9 g，白芍12 g。

（3）加减：若气郁化火，证见口苦咽干，加黄芩、山栀子、牡丹皮，可改用更衣丸；两胁刺痛者，加桃仁、红花；纳食减少，加山楂、神曲；若服药后，大便通畅，即可去大黄。

（4）中成药：逍遥丸，每次6～9 g，每日1～2次。

3. 肺脾气虚证

（1）治法：补益肺脾，润肠通便。

（2）方药：黄芪汤（《金匮翼》）加减。黄芪20 g，陈皮10 g，党参18 g，当归12 g，火麻仁30 g，炙甘草6 g。

（3）加减：伴有便血者，加地榆、槐角；伴有脱肛者，加柴胡。

（4）中成药：黄芪口服液，每瓶10 mL（相当于黄芪6.7 g），每次10 mL，每日2次，早、晚服用；黄芪注射液每支2 mL（相当于黄芪2 g），每次2 mL，每日2次，肌内注射。

4. 血热津少证

（1）治法：养血滋阴，润燥通便。

（2）方药：增液汤（《温病条辨》）合润肠丸（《沈氏尊生书》）加减。

熟地黄12 g，白芍20 g，当归15 g，麻仁10 g，桃仁10 g，何首乌30 g，黑芝麻15 g，肉苁蓉20 g。

（3）加减：伴便血者，加阿胶、槐角；心烦口干、脉细数者，加党参、知母、玉竹。

（4）中成药：润肠丸，宜空腹口服，每次6～9 g，每日1～2次。

5. 脾肾两虚证

（1）治法：补益脾肾，培本通便。

（2）方药：温脾汤（《备急千金要方》）加减，或六味地黄汤（《医学心悟》）合补中益气汤（《内外伤辨感论》）加减。大黄12 g，附子8 g，干姜6 g，党参6 g，乌药6 g，当归9 g，甘草6 g；或熟地黄9 g，茯苓6 g，山茱萸3 g，山药6 g，黄芪12 g，白术6 g，升麻6 g，柴胡6 g，陈皮6 g，当归6 g。

（3）加减：若偏脾气虚者，重用白术，加肉苁蓉、威灵仙；偏肾阴虚者，加玄参、生地黄、麦冬、女贞子、怀牛膝；肾阳虚者，用济川煎加减；腹胀结甚者，加莱菔子、厚朴。

（4）中成药：苁蓉通便口服液，每次1～2支（10～20 mL），每日1次，睡前或清晨服用。

（二）病证结合治疗

根据病证结合的原则，在治疗便秘过程中，坚持以中医治疗为主，突出中医润肠通便、标本兼治的治疗方法具有的缩短疗程、抗复发的优势。

1. 调整生活方式

合理的膳食、多饮水、多运动、建立良好的排便习惯是慢性便秘的基础治疗措施。膳食增加纤维素和水分的摄入，推荐每日摄入膳食纤维25～35 g，每日至少饮水1.5～2.0 L；适当运动；建立良好的排便习惯，建议患者在晨起和餐后2小时内尝试排便。

2. 药物治疗

（1）选用通便药时应考虑循证医学证据、安全性、药物依赖性及效价比，避免长期使用刺激性药。容积性泻药（膨松药）主要用于轻度便秘者，服药时应补充足够的液体，常用药物有欧车前、聚卡波非钙、麦麸等。渗透性泻药可用于轻、中度便秘患者，药物包括聚乙二醇、不被吸收的糖类（如乳果糖）和盐类泻药（如硫酸镁）、刺激性泻药，比沙可啶、酚酞、蒽醌类药物和蓖麻油等因有致癌和其他不良反应，建议短期、间接使用。

（2）促动力药增加肠道动力，对慢传输型便秘（STC）有较好的效果。

（3）促分泌药，明确尚未在我国上市。

（4）灌肠药和栓剂适用于大便干结、粪便嵌塞患者临时使用。

3．精神心理治疗

对合并心理障碍的患者，在使用通便药物的同时，要指导患者纠正心理问题，必要时选用抗抑郁焦虑药物治疗，注意避免选用有明显不良反应的抗抑郁焦虑药。必要时请心理精神专科医生会诊，有条件时采用消化内科和心理医学科联合诊疗模式可能更有利于患者接受治疗，提高疗效。

4．生物反馈

循证医学证实，生物反馈是盆底肌功能障碍所致便秘的有效治疗方法。

5．其他治疗方法

有文献报道，益生菌能够改善慢性便秘的症状。中药能有效缓解慢性便秘的症状，但疗效评估尚需更多循证医学证据。

6．手术

真正需要外科手术治疗的慢性便秘患者尚属少数，但患者症状严重会影响工作和生活，且经过段时间严格的非手术治疗无效时，可考虑手术治疗，一定要掌握好手术适应证。

（三）外治法

1．针灸疗法

针灸疗法以天枢、大肠俞、归来、支沟、上巨虚为基础穴位。肠胃积热证，加曲池、尺泽，内庭；肝脾不调证，加合谷、肝俞、三阴交；肺脾气虚证，加神阙、气海、百会、公孙、胃俞、列缺；血热津少证，加三阴交、照海、太溪；脾肾两虚证，加关元、命门、腰阳关、太溪、照海、大钟。

2．盆底生物反馈疗法

盆底生物反馈疗法可分为肛肠测压法和肛肠肌电图两种，适用于出口梗阻型便秘和慢性传输型便秘，并对功能性便秘的疗效显著。

3. 肉毒杆菌毒素注射

肉毒杆菌毒素注射适用于盆底失弛缓患者，可在肌电图或腔内超声引导下注射该药物于耻骨直肠肌或肛门外括约肌内，分别于截石位3、6、9点各注射30 U，经肉毒杆菌毒素注射治疗后仍需进行盆底生物反馈疗法。

4. 其他疗法

其他疗法可适当选用膨松药、渗透性通便药、微生态制剂，如麦麸、聚乙二醇4000、乳果糖、美肠安等；灌肠疗法适用于直肠感觉功能减退的便秘患者，具有定时清除积粪、训练排便习惯、建立反射的作用。

（1）灌肠液：磷酸钠灌肠液或生理盐水。

（2）灌肠量：可根据肛管压力测定中直肠初始感觉阈值、直肠排便感觉阈值及直肠最大耐受量判断，为50～400 mL。

（3）方法：胸膝位，定时灌肠。一般选择餐后30～60分钟，拔管后药液保留5～10分钟。

灌肠治疗2～4周后，可根据患者的具体情况减少灌肠量或灌肠次数。部分采用磷酸钠灌肠液或生理盐水无效者，可在灌肠液中适当加入1～2支开塞露，增加刺激量。

第五节　功能性消化不良

功能性消化不良（functional dyspepsia, FD）是指一组无法解释的消化不良的症状群，所表现的餐后饱胀不适、早饱、上腹痛和（或）烧灼感（burning）的症状源自胃十二指肠区域，并排除可能引起上述症状的器质性、系统性和代谢性疾病。症状持续或反复发作至少6个月，近3个月持续发作。

1984年，汤普森（Thompson）提出"非溃疡性消化不良"；1988年，芝加哥会议仍用这一命名；1991年10月，荷兰会议改称"功能性消化不良"。功能性消化不良的发病率占以消化不良症状为主患者的34%以上。

流行病学调查显示，FD是一种全球性多发病、常见病。西方国家的FD患者为内科患者总数的2%～3%，占消化系统疾病患者的20%～40%。国内FD患者约占胃肠专科门诊患者1/3以上。

一、诊断

（一）西医诊断与鉴别诊断

1. 诊断

（1）FD的罗马Ⅲ诊断标准：罗马委员会2006年对FD的诊断标准进行了修订，该标准的实用性尚需要进一步研究验证。目前，仍建议使用该诊断标准。

（2）FD罗马Ⅲ分型：FD患者临床表现个体差异性大，根据FD患者的主要症状特点及其与症状相关的病理生理学机制及症状的模式，将FD分为两个亚型，即餐后不适综合征（postprandial distress syndrome, PDS）和上腹痛综合征（epigastric pain syndrome, EPS）。临床上两个亚型常有重叠，有时可能难以区分，但通过分型对不同亚型的病理生理机制的理解对选择治疗将有一定帮助。在以研究为目的时，应进行较严格的亚型分类。在FD的诊断中，还需注意其与GERD和肠易激综合征（IBS）等其他功能性胃肠病的重叠。

2. 鉴别诊断

（1）器质性疾病：应与消化性溃疡、胃肿瘤和肝胆胰疾病、全身性疾病等器质性病变相鉴别。

（2）肠易激综合征：以腹痛、大便次数和性状异常为主症的肠易激综合征常易与FD相混淆。

（3）胃食管反流病：以往将有反酸、胃灼热症状而胃镜检查未见有反流性食管炎者，列为反流型FD，现已将这部分归为内镜检查阴性的胃食管反流病。

因此，需详细询问病史以了解患者的症状类型，判断症状的来源和性质。同时，要特别注意了解对药物的治疗反应，有无精神刺激、抑郁、焦虑，是否服用非甾体抗炎药，等等。体格检查要系统全面，FD患者体检常无阳性发现，但要特别注意营养状态、腹部压痛的部位和范围、肝脾有无增大。

（二）病证诊断

1. 病名诊断

以餐后饱胀不适、早饱为主要症状者，应归属于中医"胃痞"范畴；以上腹痛、上腹烧灼感为主症者，应归属于中医"胃痛"范畴。

2. 辨证要点

（1）辨虚实：外邪所犯，食滞内停，痰湿中阻，湿热内蕴，气机失调等所成之痞皆为邪，邪皆为实痞；脾胃气虚无力运化，或胃阴不足失于濡养所致之痞则属虚痞。

（2）辨寒热：痞满绵绵，得热则减，口淡不渴或渴不欲饮，舌淡苔白，脉沉迟或沉涩者属寒；而痞满势急，口渴喜冷，舌红苔黄，脉数者为热。临证还要辨虚实寒热的兼杂。

二、治疗

（一）辨证治疗原则

基本病机为中焦不利，脾胃升降失宜。治疗以调理脾胃升降、行气除痞消满为基本法则。实者泻之，虚则补之。扶正重在健脾益胃、补中益气，或养阴益胃。祛邪则视具体证候，分别施以消食导滞、除湿化痰、理气解郁、清热祛湿等法。

（二）分证论治

1. 肝胃不和证

（1）症状：上腹部胀满，攻撑作痛，嗳气频繁，每因情志因素而症作，苔多薄白，脉弦。平素情绪抑郁或易怒。

（2）病机：肝气犯胃，胃气郁滞。

（3）治法：疏肝理气，和胃降逆。

（4）方药：柴胡疏肝散（《景岳全书》）加减。柴胡、白芍、香附、陈皮、枳壳、川芎、炙甘草。

（5）加减：气郁明显，胀满较甚者，加郁金、厚朴，或用五磨饮子加减以理气导滞消胀；郁而化火，口苦而干者，加黄连、黄芩泻火解郁；嗳气甚者，加竹茹和胃降气。

（6）常用中成药：四磨饮、胃苏冲剂、气滞胃痛冲剂。

2. 脾胃湿热证

（1）症状：上腹部痞满，或有烧灼样痛，泛酸嘈杂，厌食嗳气，口干口苦或口中黏腻，舌红，苔腻或黄腻，脉弦滑。

（2）病机：湿热内蕴，困阻脾胃，气机不利。

（3）治法：清热化湿，理气和胃。

（4）方药：三仁汤（《温病条辨》）加减。杏仁、白蔻仁、薏苡仁、滑石、通草、竹叶、半夏、厚朴。

（5）加减：纳呆不食者，加鸡内金、谷芽、麦芽以开胃导滞；嘈杂不舒者，可合用左金丸；便溏者，加白扁豆、陈皮以化湿和胃。

（6）常用中成药：肠胃康。

3. 饮食积滞证

（1）症状：上腹部胀痛，嗳腐厌食，吞酸，或呕吐不消化食物，呕吐或矢气后痛减，或大便不爽，苔厚腻，脉滑。

（2）病机：饮食停滞，胃腑失和，气机壅塞。

（3）治法：消食导滞，和胃降逆。

（4）方药：保和丸（《丹溪心法》）加减。半夏、陈皮、山楂、神曲、茯苓、连翘、莱菔子。

（5）加减：食积化热、大便秘结者，加大黄通腑消胀，或用枳实导滞丸推荡积滞，清利湿热；兼脾虚便溏者，加白术、白扁豆等健脾助运，化湿和中，或用枳实消痞丸消除痞满，健脾和胃。

（6）常用中成药：加味保和丸、王氏保赤丸、健胃消食片。

4. 脾胃虚弱证

（1）症状：上腹部隐痛，空腹亦甚。食欲缺乏，脘胀不适，神疲乏力，大便溏薄。舌淡苔白，脉虚弱。

（2）病机：脾胃虚弱，健运失职，升降失司。

（3）治法：温中健脾，益气和胃。

（4）方药：香砂六君子汤（《古今名医方论》）加减。党参、白术、茯苓、甘草、陈皮、半夏、木香、砂仁。

（5）药物：脘腹胀满较重，加枳壳、木香、厚朴以理气运脾；纳呆厌食者，加砂仁、神曲等理气开胃。

（6）常用中成药：香砂六君丸、人参健脾丸、参苓白术丸。

5．寒热错杂证

（1）症状：上腹部痞闷，嘈杂反酸。口干口苦，肢冷便溏。嗳气纳呆。舌淡苔薄白，脉弦数。

（2）病机：寒热错杂，气机不利。

（3）治法：清热散寒，调中和胃。

（4）方药：半夏泻心汤（《伤寒论》）加减。黄连、干姜、半夏、党参、甘草、大枣。

（5）药物：便溏者，加白扁豆、陈皮以化湿和胃；嘈杂不舒者，可合用左金丸；纳呆不食者，加鸡内金、谷芽、麦芽以开胃导滞。

（6）常用中成药：荆花胃康胶囊。

6．脾胃虚寒

（1）症状：上腹部隐痛或痞满，绵绵不休。喜暖喜按，空腹痛甚，得食则缓。泛吐清水，神疲乏力，手足不温，大便溏薄。舌淡苔白，脉虚弱。

（2）病机：脾胃虚寒，失于温养。

（3）治法：温中健脾，和胃止痛。

（4）方药：黄芪建中汤（《金匮要略方论》）加减。饴糖、黄芪、桂枝、白芍、生姜、大枣、炙甘草。

（5）药物：若泛吐清水较多，加半夏、陈皮、茯苓以温胃化饮；四肢不温、阳虚明显者，加附子、干姜温胃助阳，或合理中丸以温胃健脾。

（6）常用中成药：香砂养胃丸、温胃舒胶囊。

7．痰湿中阻

（1）症状：脘腹痞满，闷塞不舒，胸膈满闷。头晕目眩，头重如裹，身体肢倦。恶心呕吐，口淡不渴。舌体胖大、边有齿痕，苔白腻，脉沉滑。

（2）病机：痰浊阻滞，脾失健运，气机不和。

（3）治法：除湿化痰，理气宽中。

（4）方药：二陈汤（《太平惠民和剂局方》）合平胃散（《太平惠民和剂局方》）加减。清半夏、陈皮、茯苓、苍术、厚朴、陈皮、甘草、生姜、大枣。

（5）药物：痰湿盛而胀满甚者，加枳实、紫苏梗、桔梗等，或合用半夏厚朴汤以加强化痰理气；气逆不降、嗳气不止者，加旋覆花、代赭石、枳实、沉香等；痰湿郁久化热而口苦、舌苔黄者，改用黄连温胆汤。

（6）常用中成药：香砂养胃丸、温胃舒胶囊。

8. 胃阴不足证

（1）症状：上腹部隐隐作痛，或有烧灼感。饥而不欲食，嘈杂，口燥咽干。大便干结。舌红少津、无苔或花剥苔，脉细数。

（2）病机：胃阴亏虚，胃失濡养，和降失司。

（3）治法：滋阴益胃，和胃健脾。

（4）方药：沙参麦冬汤（《温病条辨》）加减。沙参、麦冬、玉竹、炙甘草、冬桑叶、生白扁豆、天花粉。

（5）药物：津伤较重者，加石斛等以加强生津；便秘者，加火麻仁、玄参润肠通便；食滞者，加谷芽、麦芽等消食导滞。

（6）常用中成药：养胃舒胶囊。

（三）其他疗法

1. 针灸疗法

常分虚实进行辨证取穴。实证常取足厥阴肝经、足阳明胃经穴位为主，以毫针刺，采用泻法，常取足三里、天枢、中脘、内关、期门、阳陵泉等。虚证常取背俞穴、任脉、足太阴脾经、足阳明胃经穴为主，毫针刺，采用补法，常用脾俞、胃俞、中脘、内关、足三里、气海等，并配合灸法。

2. 推拿治疗

辨证使用不同手法配合相关穴位，调节脾胃功能。按摩手法常用揉、捏法等。

3. 外治疗法

辨证选择温阳散寒、理气和胃、健脾益气等中药穴位敷贴或熏洗治疗。

第六节 克罗恩病

克罗恩病（Crohn's disease, CD）曾被称为节段性肠炎、局限性肠炎，与溃疡性结肠炎（ulcerative colitis, UC）合称为炎性肠病（inflammatory bowel disease, IBD）。病变呈节段性或跳跃性分布，可累及从口腔到肛门各段消化道，以末端回肠和邻近右侧结肠较为多见。临床表现以腹痛、腹泻、腹块、体重下降、瘘管形成和肠梗阻为主，可伴有发热、营养障碍等全身表现，以及关节、皮肤、眼、口腔黏膜、肝等肠外损害。发病年龄多在15～30岁，但首次发作可出现在任何年龄组，男女发病率近似。

一、诊断

（一）临床表现

CD大多起病缓慢呈慢性隐匿过程，呈活动期和缓解期相交替的趋势。有终身复发倾向，少数急性起病。

1. 症状

腹痛、腹泻和体重下降三大症状是本病的主要临床表现，但本病的临床表现差异较大，这与临床类型、病变部位、病期及并发症有关。

（1）消化系统表现

①腹痛：为最常见症状。多位于右下腹或脐周，呈间歇性发作。阵发性痉挛性腹痛是该病较常见的症状，于进食后加重，排便或排气后缓解。病变侵犯回肠末端可出现持续性腹痛，这是因内脏或腹膜层的神经末梢受到病变刺激而引起；病变侵犯胃和十二指肠时，腹痛与消化性溃疡相似，并常伴有幽门和十二指肠梗阻；病变侵犯回盲部时，疼痛常发生在脐周，以后局限于右下腹部；病变侵犯空肠，可表现为上腹痛；发展为肉芽肿性脓肿和广泛的肠系膜损害时，常以背痛为主诉被误诊为骨骼或肾脏病变。

②排便改变：腹泻为本病常见症状，多为间歇性发作，后期可转为持续性，主要因病变肠段炎症渗出、蠕动增加及继发性吸收不良导致。大便次数与病变范围有关，每天2～3次或10余次，甚至数十次，多为软便或稀便，一般不含脓血或黏液。病变涉及下段结肠或肛门直肠及远端结肠者，可有黏液血便、里急后重、便急，或是便秘、排便困难等症状。广泛弥散性小肠病变可有水样便或脂肪便。腹泻的发作常与进食含纤维素丰富的食物有关。情绪激动或紧张也可诱发腹泻，但与精神性腹泻不同，夜间可因排便感而觉醒。

③其他消化道症状：病变侵犯胃和十二指肠、空肠、回肠，或形成肠管狭窄引起部分肠梗阻时，则出现恶心、呕吐、食欲缺乏等症状。

（2）全身表现

①发热：为常见的全身表现之一，多见间歇性低热或中度热，少数呈弛张高热伴毒血症。少数患者以发热为主要症状，甚至经较长时间不明原因发热之后才出现消化道症状。

②营养缺乏：肠道的广泛病变可引起吸收面积减少，菌群失调，以致腹泻，加之厌食、食物摄入量减少及慢性消耗等因素，出现不同程度的营养不良。

③其他肠外表现：本病可伴发多发性关节炎，当病变减轻或手术切除后可消失。皮肤可出现荨麻疹、多形性红斑、结节性红斑等。此外，可出现结膜炎、虹膜睫状体炎、角膜溃疡、角膜炎，还可发生脂肪肝、淀粉样变性、肝硬化、原发性硬化性胆管炎等。

2．体征

腹部肿块，约1/3的患者在病变的部位可触及肿块，局部有压痛，多位于右下腹与脐周，形状为腊肠样，边界不清，位置比较固定。

3．并发症

（1）瘘管形成：是CD的特征性表现，因透壁性炎性病变穿透肠壁全层至肠外组织或器官而成。瘘分内瘘和外瘘：前者可通向其他肠段、肠系膜、膀胱、输尿管、阴道、腹膜后等处；后者通向腹壁或肛周皮肤。肠段之间内瘘形成可致腹泻加重及营养不良。肠瘘通向的组织与器官因粪便污染可致继发性感染。外瘘或通向膀胱、阴道的内瘘均可见粪便与气体排出。

（2）肛门周围病变：直肠和肛门周围感染可发展成直肠脓肿、直肠阴道瘘、窦道、肛裂等病变。肛门周围和臀部可有广泛溃疡和肉芽肿性病变。

（3）肠狭窄或梗阻。

（4）消化道大出血：较少见。

（5）急性穿孔：较少见。

（6）癌变：病程长者可发生。

（二）实验室检查

1. 实验室常规检查

血常规中贫血常见，活动期周围血白细胞计数增高，但明显增高常提示合并感染。血生化检查中人血清蛋白常有降低。粪便隐血试验常呈阳性。有吸收不良综合征者，粪便脂肪排出量增加并可有相应吸收功能改变。

疾病活动性生物学指标：传统使用的一些较肯定的指标有红细胞沉降率、急性期蛋白（尤其是 α1 酸性糖蛋白与C反应蛋白）、白细胞及血小板计数、清蛋白与 $β_2$-微球蛋白等。新报道的指标有血清自身抗体检查中抗胰腺腺泡抗体（PAB）阳性，抗体主要为IgG和IgA，其中IgG抗体有意义，此抗体与抗中性粒细胞抗体同时测定时，CD诊断准确性可提高，抗胰腺腺泡抗体阳性的CD病患者较该抗体阴性的患者易发生胰腺外分泌功能损害。血清抗酿酒酵母菌抗体（anti-sacchromyces cerevisia antibody, ASCA）细胞因子（IL-1、IL-2R、IL-6、IL-8、IL-23、TNF-α 受体等在CD黏膜免疫损伤中发挥一定作用）及多种黏附因子等，也是CD较为特异性的指标。

2. 全消化道钡剂检查

全消化道钡剂检查可帮助明确肠道病变性质、部位及范围。典型的CD钡剂影像为肠管节段性狭窄及黏膜皱襞粗乱或消失，以及肠道铅管样改变、假息肉、跳跃征、细线征、铺路石样改变等，合并肠内瘘时可有星芒征等改变，有肠壁全层水肿，可见填充钡剂的肠袢分离。

3. CT和CT小肠造影（CTE）检查

典型的改变是肠壁增厚、肠腔狭窄、肠系膜增厚和淋巴结肿大等。

4. 结肠镜检查

病变呈节段性（非连续性）分布，见阿弗他溃疡或纵向溃疡。溃疡周围黏膜正常或增生呈鹅卵石样，肠腔狭窄，炎性息肉，病变肠段之间黏膜外观正常。近年来，随着胶囊内镜和推进式小肠镜的应用，对CD的诊断率有了显著提高。

5. 活组织检查

活组织检查可表现为非干酪样肉芽肿、裂隙状溃疡、固有膜底部和黏膜下层淋巴细胞聚集，而隐窝结构正常，杯状细胞不减少，固有膜中炎性细胞浸润及黏膜下层增宽。

6. 腹部B超

肠道CD的腹部B超可见到病变肠段节段性肠壁不规则增厚（正常肠壁厚度小于3 mm），活动度差。肠道病变呈跳跃性改变（40%），或胃、小肠、大肠多处（30%）受累，这些特点有助于肠道CD病的诊断。尚有部分患者（40%）可见到肠腔内"假肾症"或低回声区变化，在结合病史、体征并参考其他检查后，腹部超声检查在本病与肠癌的鉴别诊断中仍有一定价值。

（三）西医诊断与鉴别诊断

1. 病理

（1）病变分布：CD可累及自口腔到肛门的任何部位，一般累及远端小肠和或结肠，较常见为末端回肠和近端结肠，单独发生在肛门或直肠的病变少见。

（2）大体形态：①病变呈局灶性、节段性或跳跃式分布。②CD明显的损害是细小而边界清楚的黏膜溃疡，称为阿弗他溃疡（或鹅口疮样溃疡），典型溃疡呈纵向或匐行性，不连续，大小不等，呈鹅卵石样外观。③病变累及肠壁全层是CD的另一特点，肠壁各层炎症浸润、纤维组织增生使肠壁弥散性增厚变硬，可呈铅管样肠腔狭窄。

（3）组织学表现：①非干酪样肉芽肿又称结节病样肉芽肿，由类上皮细胞和多核巨细胞构成，可发生于肠壁各层和附近的淋巴结、肠系膜及肝脏，肉芽肿是CD较具有特征性的病理改变，有助于本病的早期诊断。②裂隙溃疡，可深达黏膜下层，甚至深肌层，是CD发生穿孔和瘘管的病理基础，对CD有一定的诊断价值。③肠壁各层炎症病变是CD普遍的组织学改变，受累肠壁表现为水肿、淋巴管扩张、淋巴组织增生和纤维组织增生，以黏膜下层和浆膜层更明显。

2. 病理生理

CD以透壁性炎症为特征，伴大量异常的细胞外基质（ECM）沉淀，从而引发肠壁纤维化性狭窄，并最终导致肠梗阻。CD造成的狭窄肠段主要表现为肠壁各层的增厚，尤以黏膜下层及肌层平滑肌细胞区域为主。

（四）病证诊断

1. 病名诊断

本病是以腹痛、腹泻、腹内肿块为主要表现的积聚类疾病，可归属于"腹痛""腹泻""积聚""便血""肠痈""虚劳"等范畴。

2. 辨证要点

首辨虚实。一般初病为实，久病为虚，或虚实夹杂。实者痛甚，拒按，脉盛；虚者痛势较缓，喜按，脉虚。次辨寒热。寒者喜暖，遇寒更甚；热则遇热更甚，得寒痛减。再辨在气在血。一般初病在气，久病在血。在气者痛处不定，时轻时重；在血者痛处固定，可有便血。后辨在脏在腑。初病在腑，在腑者积极治疗预后较好；久病及脏，在脏则病情较重，出现虚羸证候，预后较差。

二、治疗

（一）西医治疗

克罗恩病的治疗目的是控制发作，维持缓解，防止并发症。活动期以控制症状为主要目标，缓解期则继续控制发作，预防复发。

1. 一般治疗

一般治疗强调饮食调理和营养补充，可给高营养低渣饮食，适当给予叶酸、维生素B_{12}等多种维生素及微量元素。研究表明，肠内营养可作为缓解本病的首选治疗，在给患者补充营养同时，还能控制病变的活动性，特别适用于无局部并发症的小肠CD。完全胃肠外营养仅用于严重营养不良、肠瘘及短肠综合征者，应用时间不宜太长。

2. 药物治疗

药物治疗的目的是控制临床症状，诱导缓解，促使内镜下黏膜愈合，恢复肠道生理功能，延缓手术治疗，避免肠道功能丧失、致残和失去工作能力的风险。长期坚持药物维持治疗，预防复发和致残出现。

CD的规范化药物治疗如下。

（1）5-氨基水杨酸（5-ASA）、柳氮磺吡啶（SASP）：5-ASA治疗活动性CD病的效果仍有争议，有报道指出4 g/日有降低活动性肠道炎症的作用，但疗效仍不肯定。英国胃肠病学会认为其疗效是有限的，使用SASP（4～6 g/日）

仅对轻度结肠病变的CD患者有一定效果，但欧洲克罗恩病和溃疡性结肠炎组织（European Cron's and Colitis Organisation, ECCO）和美国胃肠病学院（American College of Gastroenterology, ACG）已不推荐使用。

（2）抗生素：甲硝唑、环丙沙星或利福昔明对活动性CD病情缓解有效，并能促使肛周瘘管闭合。但因长期使用可引起胃肠道不适和其他不良反应，故许多患者不能长期坚持。抗结核治疗没有足够的证据，不提倡使用。

（3）糖皮质激素：普通糖皮质激素（如氢化可的松、泼尼松龙、甲泼尼龙）比布地奈德能更有效地诱导中、重度小肠型或结肠型CD症状缓解，但其相关不良反应多（如感染、血脂增高、向心性肥胖、骨质疏松），黏膜愈合率低，甚至引起死亡。泼尼松龙一般开始剂量为 $0.75 \sim 1$ mg/（kg·d），达到症状完全缓解开始逐步减量，每周减 5 mg，减至 20 mg/ 日时每周减 2.5 mg 至停用。若泼尼松龙无效或不应答，或在治疗过程中复发（包括 1 年内超过 2 次需使用激素来控制症状复发，或泼尼松龙降至 15 mg 后复发，或停用 6 周后复发），考虑升级治疗（包括免疫抑制药、抗 TNF-α 单克隆抗体、外科手术）。

（4）免疫抑制药：对于活动性 CD 患者，若出现糖皮质激素依赖或者无效，则考虑使用 MTX，每周 15 ~ 25 mg，可有效控制活动期 CD 患者病情，并能预防复发。应注意消化系统反应（恶心、呕吐、腹泻、腹痛、消化不良、口角炎）、骨髓抑制、肝功能损伤、头疼、骨骼疼痛和肺炎等不良反应，建议每 4 周复查血常规、肝功能。若出现白细胞计数降低，立即补充叶酸（每周 5 mg）。MTX 有致畸效应，怀孕期间禁用。硫唑嘌呤（AZA）和 6- 硫鸟嘌呤（6-MP）因起效慢，不推荐单独用于活动性 CD 患者诱导病情缓解，但常与糖皮质激素联合用于提高疗效。

（5）生物制剂：抗TNF-α 单克隆抗体（IFX）为促炎性细胞因子的拮抗药，近年来临床上使用IFX可有效治疗活动性CD，诱导病情缓解，促使瘘管愈合。对于瘘管合并有脓肿形成，一定要在彻底引流（经MRI检查确诊，并与肛肠外科医师密切合作）的基础上，在有效抗生素使用下，再考虑使用IFX治疗。目前大多数学者认为，在肠道出现不可逆转破坏前尽早采取有效干预，一般2年病史内使用IFX治疗，收益最大，联合IFX+AZA比单用效果更好，但在使用过程中一定要检测抗IFX抗体，观察有无感染（如结核菌、李斯特菌、真菌、病毒）、淋巴瘤、药物性狼疮、神经脱髓鞘疾病等不良反应出现。另外，IL-2抗体、抗

CD4抗体、IL-10及白细胞去除疗法等已在国外开始临床试用，并取得了阶段性的结果。

（6）微RNA：近年来，有研究表明在CD治疗中应用抗微RNA（microRNA）的寡核苷酸药物，可能成为靶向治疗的崭新方向，并为改善预后提供新的探索方向。

3.外科治疗

药物治疗的进步虽使CD的疗效明显提高，但从目前的状况看，药物治疗仍不能代替外科治疗，半数以上的患者最终仍需手术。对于药物治疗无效、合并消化道梗阻、穿孔、消化道瘘、腹腔脓肿、难以控制的消化道出血的患者来说，外科治疗不可避免，手术方式主要是将病变肠段切除，术后复发的预防至今仍是难题。一般选用美沙拉唑、甲硝唑可能有效，但长期使用不良反应多；硫唑嘌呤或巯嘌呤在易于复发的高危患者上可考虑使用。预防用药推荐在术后2周开始，持续时间不少于3年。

腔镜手术、DSA下的血管栓塞止血、内镜下的止血及狭窄部位球囊扩张、精确引导下的脓肿穿刺引流等微创治疗已经部分替代了传统的剖腹手术。这些技术避免了一部分患者多次进行肠段切除，降低了短肠综合征发生的风险，提高了患者生存质量。

（二）辨证论治

1. 辨证治疗原则

本病治疗以运脾化湿、行气化瘀为主。初病有夹寒夹热的不同，分别予温化或寒化。气机阻滞、瘀血内生者，应行气化瘀；日久酿脓成毒者，应清热解毒；病至后期虚实夹杂者，应攻补兼施。

2. 分证治法

（1）寒湿困脾证

①症状：腹痛泄泻，泄泻清稀，甚则为水样或完谷不化，脘腹痞满，喜温恶寒。不思饮食，口淡无味，或兼呕吐。四肢困倦，面色晦暗。舌苔薄白或白腻，脉濡或缓。

②病机：寒湿内盛，困遏脾阳，脾失健运。

③治法：除湿散寒，健脾温中。

④方药：胃苓汤（《世医得效方》）加减。苍术、厚朴、陈皮、甘草、生姜、大枣、猪苓、茯苓、泽泻、炒白术、桂枝。

⑤加减：腹痛怕凉喜暖者，加炮姜，温中散寒；湿重者，加薏苡仁、砂仁、白蔻仁，健脾燥湿；呕者，加丁香、吴茱萸，降逆止呕；伴嗳气者，加法半夏，燥湿降逆。

（2）脾胃湿热证

①症状：胃脘痞闷，腹痛泄泻，里急后重，泻下臭秽，黏滞不爽，肛门灼热，口苦口臭，烦热口渴，小便短黄，舌红苔黄腻，脉滑数或濡数。

②病机：湿热壅滞，损伤脾胃，运化失常。

③治法：除湿清热。

④方药：葛根芩连汤（《伤寒论》）或白头翁汤（《伤寒论》）加减。葛根、黄连、白芍、甘草、生姜、炒白术、茯苓。

⑤加减：湿重于热者，加藿香、苍术、茯苓、猪苓、泽泻化湿；热甚者，加黄芩、黄柏、栀子清热兼以利湿；腹痛者，加木香、枳实行气止痛；食滞者加麦芽、鸡内金等。

（3）热毒积滞证

①症状：平素腹痛腹泻，近日右少腹或脐周疼痛拒按，时做时止，进食加重，排气排便后减轻，可触及包块，发热，大便秘结或不通，脉数，苔黄燥。

②病机：毒热内蕴，脾胃升降反做。

③治法：清热解毒，通腑导滞。

④方药：五味消毒饮（《医宗金鉴》）或仙方活命饮（《校注妇人良方》）合小承气汤（《伤寒论》）加减。野菊花、蒲公英、金银花、紫花地丁、熟大黄、枳实、厚朴。

⑤加减：若热毒炽盛者，加鱼腥草、败酱草、连翘，清热解毒消痈；成脓者，加玄参、牡丹皮、冬瓜仁、桃仁，活血散瘀消痈；燥屎内结者，加芒硝，软坚散结；腹痛者，加赤芍、白芍。

（4）瘀血内结证

①症状：反复泄泻，包块内结，按之坚积难动，疼痛固定。面色黧黑，舌瘀脉涩。

②病机：病久邪气结聚，瘀血内生。

③治法：行气散结，活血化瘀。

④方药：膈下逐瘀汤（《医林改错》）加减。五灵脂、当归、川芎、桃仁、牡丹皮、乌药、延胡索、甘草、香附、红花、枳壳。

⑤加减：腹痛明显者，加蒲黄、乳香、没药，活血祛瘀止痛；有包块者，加穿山甲（代）、皂角刺，活血消积，软坚散结。

（5）中气下陷证

①症状：泄泻水样便，面色萎黄，形体消瘦。肢体倦怠，少气懒言，视物模糊。反复口疮，四肢痹痛，舌淡苔薄，脉沉细。

②病机：脾虚气弱，中气下陷。

③治法：补脾举陷。

④方药：补中益气汤（《脾胃论》）加减。黄芪、党参、炒白术、枳实、甘草、升麻、柴胡、当归、橘红。

⑤加减：泄泻严重者，加诃子、肉豆蔻，涩肠止泻；视物模糊者，加枸杞子，补肾明目。

（6）脾肾亏虚证

①症状：黎明即泻或久泻不愈，脐中腹痛，喜温喜按，腰膝酸软，形寒肢冷。食少食欲缺乏，舌质淡、胖或有齿痕、苔白润，脉沉细。

②病机：久病及肾，脾肾阳虚。

③治法：温肾健脾。

④方药：四神丸（《证治准绳》）或阳和汤（《外科证治全生集》）加减。补骨脂、吴茱萸、肉豆蔻、五味子、熟地黄、肉桂、炒白术、甘草。

⑤加减：腹痛甚者，加白芍，缓急止痛；寒甚者，加附子、炮姜，温里散寒；大便滑脱不禁者，加赤石脂、诃子，涩肠止泻。

3. 其他疗法

（1）可在辨证的基础上，针刺或艾灸胃经、膀胱经、任脉经穴，如足三里、上巨虚、大肠俞、中脘、气海、胃俞、温溜、关元、气海等。

（2）将丁香粉与肉桂粉混合、桂附理中丸等敷脐（神阙穴）。

（3）其他疗法如中药保留灌肠、穴位埋线、穴位贴敷、穴位注射、塞肛、磁疗。

第七节　肝硬化

肝硬化是由一种或多种原因引起的，以肝组织弥漫性纤维化、假小叶和再生结节为组织学特征的进行性慢性肝病。早期无明显症状，后期因肝变性、肝小叶结构和血液循环途径显著改变，临床以门静脉高压和肝功能减退为特征，常并发上消化道出血、肝性脑病、继发感染等而死亡。

本病属中医学"积聚"范畴。大多因情志不遂、饮食不节、跌仆损伤、久病体虚而发病。病变脏腑在肝脾，并可与病理产物瘀血、痰浊互为因果。

一、诊断

（一）西医诊断

参照中国中西医结合学会消化系统疾病专业委员会制定的《肝硬化中西医结合诊治方案》。

1. 肝功能减退

肝功能减退表现为消化吸收不良、营养不良、黄疸、出血和贫血等；门静脉高压表现为脾大、腹水、腹壁静脉曲张及食管胃底静脉曲张出血等。

2. 肝活检组织病理

肝活检组织病理可见弥漫性肝纤维化伴假小叶形成。

3. 影像学证据

CT、B超或MRI提示典型的肝硬化及门静脉高压征象。

（二）中医诊断

参照《中医内科学》。

肝硬化会有黄疸、腹水等失代偿表现。在肝硬化早期，因缺乏特征性症状，且临床症状与病理改变常不一致，需结合病史、体征和辅助检查进行综合判断。胃镜检查一旦发现食管胃底静脉曲张且排除肝外阻塞，肝硬化诊断基本确立。病理学检查发现肝组织假小叶形成是直接、可靠的诊断方法。

（三）中医证候诊断

1. 湿热内阻证
目肤黄染，色鲜明，恶心或呕吐，口干或口臭，脘闷，纳呆，腹胀，小便黄赤，大便秘结或黏滞不畅，胁肋灼痛，舌苔黄腻，脉弦滑或滑数。

2. 肝脾血瘀证
痛如刺，痛处不移，腹大坚满，按之不陷而硬，腹壁青筋暴露，胁下积块（肝大或脾大），唇色紫褐，面色黧黑或晦暗，头、项、胸腹见红点赤缕，大便色黑，舌质紫暗或有瘀斑瘀点，舌下静脉怒张，脉细涩或芤。
肝超微结构改变可见：以窦周隙胶原纤维沉积重度、窦周隙胶原纤维沉积轻度为主。

3. 肝郁脾虚证
胁肋胀痛或窜痛，急躁易怒，喜太息，口干口苦，或咽部有异物感，食欲缺乏或食后胃脘胀满，便溏，腹胀，嗳气，乳房胀痛或结块，苔薄脉弦。
肝超微结构改变可见：以窦周隙胶原纤维沉积轻度为主。

4. 脾虚湿盛证
腹胀如鼓，按之坚满或如蛙腹，胁下痞胀或疼痛，脘闷纳呆，恶心欲吐，小便短少，下肢浮肿，大便溏薄，舌苔白腻或白滑，脉细弱。
体征可见食欲缺乏或食后胃脘胀满，便溏或黏滞不畅，腹胀，气短，乏力，恶心或呕吐，自汗，口淡不欲饮，面色萎黄。

5. 肝肾阴虚证
腰痛或腰酸腿软，胁肋隐痛，劳累加重，眼干涩，五心烦热或低热，耳鸣、耳聋，头晕眼花，大便干结，小便短赤，口干咽燥，舌红少苔，脉细或细数。
体征可见腰膝酸软，失眠多梦，视物模糊，两目干涩，五心烦热，耳鸣口干，性欲减退，大便干结。

6. 脾肾阳虚型
腹部胀满，入暮较甚，大便稀薄，阳痿早泄，神疲祛寒，下肢水肿，小便清长或夜尿频数，脘闷纳呆，面色萎黄或苍白或晦暗，舌质淡胖、苔润，脉沉细或迟。

体征可见肝超微结构改变：以窦周隙胶原纤维沉积重度为主。

二、治疗

（一）辨证论治

1. 湿热内阻证

（1）治法：清热利湿，攻下逐水。

（2）方药：中满分消丸（《兰室秘藏》）合茵陈蒿汤（《伤寒论》）加减。黄芩、黄连、知母、厚朴、枳实、陈皮、茯苓、猪苓、泽泻、白术、茵陈蒿、栀子、大黄、甘草。

（3）加减：热毒炽盛、黄疸鲜明者，加龙胆草、半边莲；小便赤涩不利者，加陈葫芦、马鞭草；热迫血溢、吐血、便血者，去厚朴，加水牛角、生地黄、牡丹皮、生地榆；昏迷属热入心包者，鼻饲安宫牛黄丸。

（4）中成药：茵栀黄口服液，每次10 mL，每日3次。

2. 肝脾血瘀证

（1）治法：活血行气，化瘀软坚。

（2）方药：膈下逐瘀汤（《医林改错》）加减。当归、川芎、赤芍、桃仁、红花、丹参、乌药、延胡索、牡蛎、郁金、炒五灵脂、枳壳。

（3）加减：淤积明显者，加炮山甲、土鳖虫、水蛭；腹水明显者，加葶苈子、瞿麦、槟榔、大腹皮；兼见气虚者，加白术、人参、黄芪；兼见阴虚者，加鳖甲（研末冲服）、石斛、沙参等；兼见湿热者，加茵陈、白茅根等。

（4）中成药：扶正化瘀胶囊，每次1.5 g，每日3次；复方鳖甲软肝片，每次4片，每日3次。

3. 肝郁脾虚证

（1）治法：疏肝理气健脾。

（2）方药：柴胡疏肝散（《医学统旨》）加减。柴胡、白芍、枳壳、香附、川芎、陈皮、炙甘草。

（3）加减：兼脾虚证者，加四君子汤；伴有苔黄、口干苦、脉弦数、气郁化火者，加牡丹皮、栀子；伴有头晕、失眠、气郁化火伤阴者，加制何首乌、枸杞子、白芍；胁下刺痛不移、面青、舌紫者，加延胡索、丹参；精神困倦、大便溏、舌质白腻、质淡体胖、脉缓、寒湿偏重者，加干姜、砂仁。

（4）中成药：强肝胶囊，每次1.2 g，每日3次。

4. 脾虚湿盛证

（1）治法：运脾化湿，理气行水。

（2）方药：实脾饮（《严氏济生方》）加减。白术、熟附子、干姜、木瓜、大腹皮、茯苓、厚朴、木香、草果、薏苡仁、车前子、甘草。

（3）加减：水湿过重者，加肉桂、猪苓、泽泻；气虚明显者，加人参、黄芪；胁满胀痛者，加郁金、青皮、砂仁。

（4）中成药：参苓白术散，每次6～9 g，每日2～3次。

5. 肝肾阴虚证

（1）治法：滋养肝肾，活血化瘀。

（2）方药：一贯煎（《续名医类案》）合膈下逐瘀汤（《医林改错》）加减。生地黄、沙参、麦冬、阿胶（烊）、牡丹皮、当归、赤白芍、枸杞子、川楝子、丹参、桃仁、红花、枳壳。

（3）加减：内热口干、舌红少津者，加天花粉、玄参；腹胀明显者，加莱菔子、大腹皮；阴虚火旺者，加知母、黄柏；低热明显者，加青蒿、地骨皮；鼻衄甚者，加白茅根、墨旱莲。

（4）中成药：二至丸，每次9 g，每日3次；麦味地黄丸，每次9 g，每日3次。

6. 脾肾阳虚证

（1）治法：温补脾肾。

（2）方药：附子理中丸（《太平惠民和剂局方》）合五苓散（《伤寒论》）或济生肾气丸（《严氏济生方》）合五苓散（《伤寒论》）加减。熟附子、干姜、党参、白术、茯苓、泽泻、猪苓。

（3）加减：偏于脾阳虚者，用附子理中丸合五苓散；偏于肾阳虚者，用济生肾气丸合五苓散；腹部胀满、食后较甚者，在附子理中丸合五苓散基础上加木香、砂仁、厚朴；面色灰暗、畏寒神疲、脉细无力者，在济生肾气丸合五苓散基础上加巴戟天、淫羊藿；腹壁青筋显露者，加赤芍、桃仁。

（4）中成药：附子理中丸，每次1丸，每日2～3次。

（二）病证结合治疗

根据病证结合的原则，在治疗肝硬化过程中，坚持以中医治疗为主，突出中医气血虚实辨证用药具有的缩短疗程、减缓病情的优势。

1. 病因学治疗

（1）对乙型肝炎所致的代偿期肝硬化患者，无论谷丙转氨酶（ALT）高低，HBeAg阳性者的治疗适应证为HBV DNA大于等于10^4拷贝/毫升；HBeAg阴性者为HBV DNA大于等于10^3拷贝/毫升；对HBV DNA可检测到但未达到上述水平者，如有疾病活动或进展的证据，且无其他原因可解释，在知情同意的情况下，可用核苷（酸）类似物治疗，治疗目标是延缓和降低肝功能失代偿和肝癌的发生。干扰素因其有导致肝功能失代偿等并发症的可能，应十分慎重，如认为有必要，宜从小剂量开始，根据患者的耐受情况逐渐增加到预定的治疗剂量。

（2）对于失代偿期乙肝肝硬化患者来说，治疗适应证为HBV DNA阳性，ALT正常或升高，建议在知情同意的基础上，应用核苷（酸）类似物抗病毒治疗，以改善肝功能并延缓或减少肝移植的需求。因需要长期治疗，尽量选用耐药发生率低的核苷（酸）类似物治疗。干扰素治疗可导致肝衰竭，对失代偿期肝硬化患者属禁忌证。具体治疗方案参见中华医学会肝病学分会和感染病学分会制定的《慢性乙型肝炎防治指南》（2010年版）。

（3）对代偿期丙型肝炎肝硬化（Child-Pugh A级）患者，尽管对治疗的耐受性和效果有所降低，但为使病情稳定，延缓或阻止肝衰竭和原发性肝癌等并发症的发生，建议在严密观察下给予抗病毒治疗。

（4）失代偿期丙型肝炎肝硬化不采用干扰素抗病毒治疗（具体治疗方案参见《丙型肝炎防治指南》）。酒精性肝硬化患者必须绝对禁酒（其他病因所致的肝硬化也应禁酒）。有血吸虫感染者应予杀血吸虫治疗。对肝豆状核变性所致的肝硬化患者，应给予青霉胺等驱铜治疗。

2. 抗肝纤维化治疗

肝硬化患者应积极用中药抗肝纤维化治疗，常用药物有扶正化瘀胶囊、复方鳖甲软肝片等。

3. 一般治疗

代偿期患者应适当减少活动，注意劳逸结合，可参加轻工作；失代偿期的患者应以卧床休息为主。饮食以高热量、高蛋白和高维生素、易消化的食物为宜；肝性脑病时应限制蛋白质的摄入；有腹水时应少盐或无盐；避免进食粗糙、坚硬食物；禁用损害肝的药物。

4. 并发症的治疗

若出现肝硬化并发症，需要对症治疗。例如，腹水的处理、食管–胃底静脉破裂出血的处理、肝性脑病和肝肾综合征的处理、脾功能亢进及自发性腹膜炎的处理，可按照中华医学会相关指南进行处理。

（三）外治法

1. 针刺疗法

以期门、支沟、阳陵泉、足三里为基础穴位。湿热内阻证，加水分、气海；肝脾血瘀证，加膈俞、阿是；肝郁脾虚证，加内关、太冲；脾虚湿盛证，加脾俞、中脘、阴陵泉、水分；肝肾阴虚证，加肝俞、肾俞、阴陵泉、三阴交、足三里；脾肾阳虚证，加脾俞、肾俞、水分、气海。

2. 穴位贴敷法

用NdFeB磁药贴（一种钕铁硼永磁材料，中药成分为苦参、大黄、郁金、山豆根、麝香）进行穴位贴敷治疗，每次贴敷12小时，14天为1个疗程。

3. 中药灌肠法

中药保留灌肠（基本方为大黄、芒硝、附片、厚朴、桃仁、牡蛎、泽泻等），每日1剂，分2次灌肠，每次灌肠液保留20分钟以上，15天为1个疗程。

4. 肝病治疗仪

该类仪器是将传统医学与现代电子物理技术相结合，通过脉冲电场及中医穴位刺激调节经络脏腑的作用，增加肝血流量，改善微循环，提高肝细胞膜通透性，增强肝细胞活力，以恢复肝功能。

第八节　脂肪肝

脂肪肝（fatty liver disease, FLD）是以肝细胞脂肪过度储积和脂肪变性为特征的临床病例综合征，又称脂肪性肝病、肝脂肪变性。正常人每100 g肝湿重含4～5 g脂类，其中磷脂占50%以上，三酰甘油（triacylglycerol, TAG）占20%，游离脂肪酸（free fatty acid, FFA）占20%，胆固醇约占7%，其余为胆固醇酯等。显微镜下正常肝组织仅少数贮脂细胞有脂滴，当肝细胞内脂质蓄积超过肝湿重的5%，或组织学上每单位面积见1/3以上肝细胞脂变时，称为脂肪肝。临床上，根据有无长期过量饮酒分为非酒精性脂肪性肝病和酒精性脂肪性肝病。

本病属中医学"肝癖"范畴。大多由肝失疏泄、脾失健运等多种因素所致。病理因素以湿、痰、滞、瘀为主，以胁胀或痛，右胁下肿块为主要临床表现。病变脏腑主要在于肝胆，又与脾胃及肾有关。

一、诊断

（一）西医诊断

参照中华中医药学会肝病学分会脂肪肝和酒精性肝病学组重新修订的《中国非酒精性脂肪性肝病诊疗指南》和《酒精性肝病诊疗指南》。

1. 非酒精性脂肪性肝病临床诊断标准

（1）无饮酒史或饮酒折合乙醇量男性每周少于140 g，女性少于70 g。

（2）排除药物性肝病、病毒性肝炎、自身免疫性肝病、肝豆状核变性、全胃肠外营养等一些可导致脂肪性肝病的疾病。

（3）除原发疾病的临床表现外，可有消化不良、肝区隐痛、乏力、肝大、脾大等非特异性的症状和（或）体征。可有体重超重和（或）内脏性肥胖、高血压、血脂代谢紊乱、空腹血糖增高等代谢综合征的相关表现。

（4）血清转氨酶和谷氨酰转肽酶水平可有轻至中度水平的增高（小于4倍正

常值），一般以谷丙转氨酶增高为主。

（5）肝影像学检查表现符合弥漫性、脂肪性肝病的影像学诊断标准。

（6）肝活体组织检查改变符合脂肪性肝病的病理学诊断标准。

凡是具备以上标准中第（1）～（4）项，以及第（5）或第（6）项中的任何一项，即可诊断为非酒精性脂肪性肝病。

2. 酒精性脂肪性肝病临床诊断标准

（1）一般有大于5年的饮酒史，每日折合乙醇量男性大于40 g，女性大于20 g，或者近2周内有大量饮酒史，折合每日乙醇量大于80 g。应注意遗传易感性、性别等个体差异性的影响。

（2）临床可有食欲减退、体重减轻、腹部胀痛、乏力、发热、黄疸等非特异性症状，也可无症状。随着病情进展，或可出现蜘蛛痣、肝掌，甚至神经精神症状等。

（3）谷丙转氨酶、谷草转氨酶、谷氨酰转肽酶、总胆红素、平均红细胞容积、缺糖转铁蛋白和凝血酶原时间等指标升高，禁酒一段时间后各项指标可出现明显下降，一般4周内可基本恢复正常。谷草转氨酶/谷丙转氨酶大于2，有助于诊断。

（4）肝超声检查或CT检查有典型表现。

（5）排除嗜肝病毒的感染、药物和中毒性肝损伤等。

凡是符合上文标准中的第（1）、（2）、（3）项及第（5）项，或者第（1）、（2）、（4）项及第（5）项，即可诊断为酒精性脂肪性肝病。如果仅符合第（1）、（2）项，或第（5）项，则可疑诊为酒精性肝病。

3. 脂肪肝的影像学诊断标准

肝脏组织病理学诊断难以做到普遍获取，而超声、CT等影像检查在脂肪性肝病的诊断上有重要的使用价值，已成为临床常用的诊断方法。

B超诊断标准：凡是具备以下第（1）～（3）项腹部超声表现中的两项者，即为弥漫性脂肪肝。

（1）肝近场回声弥漫性增强，回声强于肾。

（2）肝远场回声逐渐衰减。

（3）肝内管道结构不清晰。

CT诊断标准：弥漫性肝密度降低，肝/脾（CT比值）小于1。分级标准：轻度为肝/脾（CT比值）大于0.7小于1；中度为肝/脾（CT比值）大于0.5小于0.7；重度为肝/脾（CT比值）小于0.5。

（二）中医诊断

参照《国家中医药管理局"十一五"重点专科协作组肝癖诊疗方案》。

1. 病史

有过食肥甘病史，或有体重较重，或有血糖、血压、血脂等部分指标异常，等等。

2. 主要症状

通常症状轻微，甚至无症状，有肝区不适、易疲倦、食欲缺乏、恶心、呕吐、乏力等。

3. 主要体征

肝大，质地柔软，有压痛。

4. 辅助检查

B超提示肝区近场回声弥漫性增强（强于肾和脾），远场回声逐渐衰减；或者有肝内管道结构显示不清；或者有肝轻至中度大，边缘角圆钝；或者彩色多普勒血流显像提示有肝内彩色血流信号减少或不易显示，但肝内血管走向正常；或者有肝右叶包膜及横膈回声显示不清或不完整的表现。CT提示弥漫性肝密度降低，肝与脾的CT值之比小于或等于1，肝功能检查提示异常。很多患者血生化检测提示血糖、血脂、血压等异常。患者体重、腰围腹围往往较高。

（三）中医证候诊断

1. 肝郁脾虚、痰湿阻滞证

肝区不适，易疲倦，头身困重，嗜卧乏力，胸脘痞闷，食欲缺乏，恶心，呕吐，厌食油腻，口黏不渴，便稀不爽。舌苔白腻，脉滑有力。

2. 痰阻血瘀、湿郁化热证

胁肋胀痛触痛明显而拒按，或牵引肩背，伴纳果恶心，厌食油腻，口干口苦，腹胀少尿，或有黄疸。舌苔黄腻，脉弦滑。

3. 湿郁血瘀、肝阴不足证

肝区不适，胁肋隐痛，绵绵不已，遇劳加重，口干咽燥，心中烦热，两目干涩，头晕目眩，易疲倦。舌质紫暗有瘀斑瘀点，舌苔腻，脉弦细数。

二、治疗

（一）辨证论治

1. 肝郁脾虚、痰湿阻滞证

（1）治法：疏肝活血、健脾化湿。

（2）方药：祛脂化痰降酶方（脂肪肝1号方）加减。柴胡6 g，丹参20 g，泽泻15 g，海藻15 g，生山楂10 g，白术15 g，薏苡仁15 g。

（3）加减：两胁胀痛明显者，加川楝子、赤芍；腹胀者，加川厚朴、枳壳；便溏者，加苍术、薏苡仁；头晕乏力者，加生黄芪；恶心呕吐者，加竹茹、旋覆花、代赭石。

（4）中成药：小柴胡颗粒，每次10 g，每日3次；肝苏颗粒，每次3 g，每日3次。

2. 痰阻血瘀、湿郁化热证

（1）治法：活血化瘀、清热化痰。

（2）方药：化痰祛瘀降酶方（脂肪肝2号方）加减。丹参20 g，泽泻15 g，海藻15 g，生山楂10 g，白术15 g，虎杖15 g，茵陈15 g。

（3）加减：胁痛甚者，加延胡索；大便不畅者，加瓜蒌仁；痰湿重者，加莱菔子、薏苡仁；热毒重、舌质红者，加垂盆草、平地木、六月雪；舌尖红者，加连翘或山栀子。

（4）中成药：茵莲清肝颗粒，每次10 g，每日3次；当飞利肝宁片，每次2片，每日3次；大黄利胆片，每次2片，每日2～3次；茵栀黄口服液，每次10 mL，每日3次。

3. 湿郁血瘀、肝阴不足证

（1）治法：祛湿化瘀、活血滋阴。

（2）方药：养阴祛湿降酶方（脂肪肝3号方）加减。丹参20 g，泽泻15 g，海藻15 g，生山楂10 g，三七末（冲服）6 g，枸杞子15 g，女贞子30 g。

（3）加减：腰膝酸软者，加川续断、寄生、牛膝；两胁隐痛者，加醋柴胡、郁金；头晕目眩者，加杭菊花、钩藤；失眠多梦者，加首乌藤、炒枣仁、远志。

（4）中成药：养肝解毒丸（口服），每次9 g，每日3次；六味地黄丸（口服），每次9 g，每日3次；杞菊地黄丸（口服），每次9 g，每日3次；生脉注射液，20～40 mL静脉滴注，每日1次。

（二）病证结合治疗

根据病证结合的原则，在治疗脂肪肝过程中，坚持以中医治疗为主，突出中医疏肝解郁、化痰祛湿、活血化瘀、健脾消导的治疗方法具有的缩短疗程、防治并发症的优势。

1. 健康宣教

对脂肪性肝病患者，应加强健康宣教，劝导积极纠正各种不良的饮食和生活习惯，开展针对过量饮食、过度肥胖的危害方面的宣传教育工作。

2. 药物治疗

对部分患者，需采用护肝和抗氧化药物辅助治疗，以促进肝细胞修复，保护肝的正常代谢功能，抑制脂质过氧化反应和氧化应激反应对肝细胞的进一步损伤。可根据脂肪性肝病病期、严重程度化及各种药物性能等，选择性使用多烯磷脂酰胆碱、熊去氧胆酸、维生素E、还原型谷胱甘肽、S-腺苷蛋氨酸、甘草酸制剂等药物。另外，通过补充肠道微生态制剂，调节肠道菌群，可减少肠道细菌易位，抑制内毒素的产生，对部分相关脂肪性肝病能起到一定的治疗作用。

（三）外治法

1. 运动、饮食方案

（1）运动种类：应以低强度、长时间的有氧运动为主，如慢跑、中快速步行（115～125步/分）等。

（2）运动强度：运动时脉搏应维持在（170-年龄）/分，最多不超过（200-年龄）/分。以运动后疲劳感于10～20分钟消失为宜。

（3）运动持续时间：每次20～60分钟。

（4）运动实施时间：选择在下午或晚上。

（5）运动实施频率：每周3～5次。

（6）适用于体重超重型脂肪肝患者和营养过剩型脂肪肝患者。

2. 穴位注射法

复方丹参注射液2 mL，实证选双侧丰隆、阳陵泉交替穴位注射，虚证选双侧三阴交、足三里交替穴位注射。

3. 肝病治疗仪（WLGY-801型伟力电脑肝病治疗仪）

采用非热剂量低功率毫米波技术及超低频数控电脉冲技术，通过照射和刺激经长期临床验证有特效的人体穴位，使之与人体生物电相互作用，激发人体组织细胞谐振，产生能量转换，从而全面调节人体免疫功能，改善肝功能。按说明书操作，每日1次，每次30分钟，6周为1个疗程。取章门、期门、肝俞、膻中、中脘、关元、三阴交、涌泉、足三里，每次交替取4个穴位。

4. 数码经络导平治疗仪

采用中医针灸的治疗原理，疏导经络，调理气血，平衡阴阳，相同的治疗配穴方法，但不同之处在于：不用针，无创伤，无痛苦；直流脉冲电的单向性，具有定向疏导经络的作用；超强的电压，远远超过针灸的刺激量，大大提高疗效；独特的自增设计，克服了人体的惰性，始终保持仪器对人体超强刺激量。具有调整生物电，推动气血运行，解除气滞血瘀的作用，从而治愈疾病。

5. 调脂茶

丹参、决明子、生山楂按3∶2∶1进行配伍，沸水冲泡10分钟后，频服，以茶代饮。

6. 穴位埋线法

穴位埋线法是将羊肠线埋入穴位，利用羊肠线对穴位的持续刺激作用治疗疾病的方法。9号注射针针头做套管，28号2寸长的毫针剪去针尖做针芯，00号羊肠线。埋线多选肌肉比较丰满的部位的穴位，以背腰部及下肢穴位最常用。但取穴要精简，每次埋线1～3穴，可双侧取穴，可间隔15～20天治疗1次。

7. 八段锦、太极拳疗法

八段锦、太极拳是老年人较为合适的运动方式，可以舒畅情志，陶冶情操，还可锻炼身体，改善体重指数。根据情况，每周可进行7次。

（四）并发症治疗

1. 脂肪肝导致肝硬化、肝癌

脂肪肝是肝脂代谢失调引起的脂肪堆积，常伴有肝细胞变性。长期的肝细胞变性会导致肝细胞的再生障碍和坏死，进而形成肝纤维化、肝硬化。硬化继发肝癌的概率较高，一旦肝硬化发展到失代偿期，极易发生肝昏迷、腹水、消化道大出血、肝衰竭、肝肾综合征等，常危及生命。

2. 脂肪肝诱发高血压、动脉硬化

脂肪肝患者脂代谢失调，血液中三酰甘油高，并且常伴有高脂血症，血液黏稠度增加，促进动脉粥样硬化的形成。动脉硬化与高血压、冠心病的关系十分密切，研究表明，酒精性脂肪性肝病患者合并高血压、冠心病，容易诱发心肌梗死而猝死。

3. 脂肪肝诱发或加重糖尿病

脂肪肝患者脂代谢失调，会引发和加重糖代谢失调。糖尿病主要是因胰岛素分泌不足，或胰岛素抵抗而形成的以糖代谢紊乱为主的疾病，其特征是高血糖、高血脂、高氨基酸血症。在糖尿病患者中合并脂肪肝约占50%，可见脂肪肝与糖尿病是一对"难兄难弟"。

4. 降低人体免疫与解毒功能

肝是最大的网状内皮细胞吞噬系统，它能够通过吞噬、隔离和消除手段，改造入侵和内生人体内的各种抗原体。肝细胞脂肪变性或坏死，将使肝的免疫功能下降，进而抵抗力变差，更容易被感染。另外，肝细胞将一切毒物通过氧化、还原、水解、结合等方式变为无害的物质排出体外。肝细胞脂肪变性后，解毒功能衰退，很容易造成内毒素、外毒素在体内的停留，对机体造成毒害。

第四章　消化系统肿瘤的中西医诊疗

第一节　胃癌

胃癌是常见的恶性肿瘤之一，特别在我国，其发病率和病死率均处于各种恶性肿瘤的前列。早期胃癌多无明显症状，随着病情进展，可出现无特异性、类似胃炎或胃溃疡的症状，上腹痛、进食困难是很常见的症状，少数患者可出现恶心、呕吐，食欲减退，偶有呕血、黑便等。

一、病名病状

古代中医文献中没有"胃癌"这个病名，但是通过临床症状体征，基本可以认为胃癌归属于中医学"胃脘痛""伏梁""反胃""噎膈""积聚"等范畴。如《灵枢·邪气脏腑病形》载："胃病者，腹䐜胀，胃脘当心而痛……膈咽不通，食饮不下""心脉……微缓，为伏梁，在心下，上下行，时唾血。"《严氏济生方·症瘕积聚门·积聚论治》中对"伏梁"有了进一步的描述，载："伏梁之状，起于脐下，其大如臂，上至心下，犹梁之横架于胸膈者，是为心积……其病腹热面赤，咽干心烦，甚则吐血，令人食少，肌瘦。"心下，即剑突下，胃之所在。文中这些描述与中晚期胃癌表现的疼痛、食少、进食梗阻、呕血、消瘦和胃脘部肿块（心下至脐）相吻合。《诸病源候论》中指出了"伏梁"预后不良，曰"心之积，名曰伏梁……诊得心积脉，沉而芤，时上下无常处。病悸，腹中热，面赤而咽干，心烦，掌中热，甚即唾血，身瘈。夏瘥冬剧，唾脓血者死。又其脉牢强急者生，虚弱急者死。"张仲景《金匮要略方论》载："朝食暮吐，暮食朝吐，宿谷不化，名曰胃反。脉紧而涩，其病难治。"此与胃癌晚期幽门梗阻的情况相似。《灵枢·百病始生》："留而不去，传舍于肠胃之外，募原之间，留着于脉，稽留而不去，息而成积。"《诸病源候论》载："积聚癥结者，是五脏六腑之气，已积聚于内，重因饮食不节，寒温不调，邪气重沓，牢癖盘结者也。若久即成症。"医籍中所描述的病症与晚期胃癌出现肿块时的症状相似，同时也阐述了其产生的病因与病机，对后世研究胃癌的发病和治疗有重要意义。

二、病因病机

（一）病因

1. 七情内伤

情志不遂，气机郁结，可导致气滞血瘀，或气不布津，久则津凝为痰，血瘀、痰浊互结，渐而成块；或扰乱气机，伤及气血，久则致脏腑功能紊乱、阴阳失调，成为胃癌发病的内在原因。肝主疏泄，七情太过或不及，久不得疏，肝气郁滞、肝郁化火，均可使肝气犯胃，引动胃癌发病。

2. 饮食失调

嗜好烟酒、辛辣、腌炸、烧烤，损伤脾胃，脾失健运，正气亏虚，气虚血瘀；或正气亏虚，易感外邪或易致客邪久留。另外，脾失健运，不能升清降浊，敷布运化水湿，则痰湿内生，久则瘀血留滞，邪毒内壅，痰瘀毒聚，胶结不化，交阻于胃。此一系列病理改变，饮食不节致脾虚贯穿胃癌的始终，是胃癌发生、发展的重要因素。

3. 宿有旧疾

机体脏腑阴阳的偏盛偏衰，气血功能的紊乱，如治不得法或失于调养，病邪久羁，损伤正气，或正气本虚，祛邪无力，加重或诱发气、痰、食、湿、水、血等凝结阻滞体内，则邪气壅结成块。

4. 素体正虚

正气内虚，脏腑阴阳气血失调，是胃癌发生的重要病理基础。如《医宗必读·积聚》所载："积之成者，正气不足，而后邪气踞之。"素体正虚，气虚血瘀；或生活失于调摄，劳累过度，气阴耗伤，外邪每易乘虚而入，客邪留滞不去，气机不畅，终致血行瘀滞，结而成有形肿块。

（二）病机

1. 发病

胃癌早期多无明显症状。随病情进展或可出现无特异性、类似胃炎或胃溃疡的症状，恶心、呕吐，食欲减退，偶有呕血、黑便等。

2. 病位

病变部位位于胃，可认为胃癌是一个病变于胃而涉及整体的全身性疾病，可涉及脾、肝、肾等。

3. 病性

胃癌的形成是一个本虚标实的过程。气滞、血瘀、痰凝、邪热为标，脾肾亏虚为本。初期以标实为主，后期以本虚为主，出现气血两亏，脏气衰弱。气滞血瘀、痰湿内阻是本病的主要病理特点。

4. 病势

发病隐匿，进展迅速。初期病情较轻，主要是情志不舒、饮食不节、损伤脾胃所致；中期是初期脾胃气滞所致肝气郁结，进而气机失调，血滞成瘀，日渐成积；最后即形成本虚标实，是气血进一步淤积所致。

5. 病机转化

胃癌初期以标实为主，后期以本虚为主。随着疾病进展、机体消耗，渐渐显示正虚之候。及至晚期，正气大伤，邪气无以制，脏腑功能严重受损，先后天之气衰败，精血无以化生，病情恶化，进入最后阶段，终至阴阳离决。

目前，虽然对胃癌证型病机的认识尚各不相同，但一般来说总归为本虚标实、虚实夹杂之证，以虚证为多见，病位在胃，涉及肝、脾、肾，是脾胃亏虚基础上产生的气滞、血瘀、痰湿等病理变化。这是在以虚证为主的基础上，因虚致实，气血淤积，局部属实；继而机体消耗，整体属虚的全身性疾病。

三、临床表现

胃癌证候复杂，常因病变发生部位、大小、种类、发展阶段及有无转移或并发症而有所不同。临床上早期常无明显表现，随病情进展可出现上腹痛，恶心、呕吐，食欲减退、消瘦、乏力，偶有呕血、黑便等。

（一）上腹痛

这是较常见的症状，可表现为无特异性、类似胃炎或胃溃疡的症状，多见上腹不适，进食后饱胀、胀痛或隐隐作痛，有时表现为节律性痛，随着病情进展上腹疼痛进行性加重。给予相应治疗后可暂缓解，但短期内又重复发作。如疾病进一步发展，疼痛发作频繁并可向腰背部放射。贲门胃底癌可有胸骨后疼痛，腹部持续疼痛常提示肿瘤进展浸透胃壁。

（二）恶心、呕吐

恶心、呕吐常是因肿瘤而引起梗阻或胃功能紊乱所致，因肿瘤的部位不同，也有其特殊表现。贲门胃底部的肿瘤可有胸骨后疼痛和进行性吞咽困难；幽门附近的肿瘤有幽门梗阻的表现，恶心症状较明显，其嗳气常有一种酸臭或蛋臭的气味，或出现呕吐，呕吐物多为宿食和胃液。

（三）食欲减退、消瘦、乏力

本组虽然是胃癌的症状，但是没有特异性，这些症状在胃癌的任何时期都有可能出现，但有时可作为胃癌的首发症状。本组症状可能为疾病消耗出现恶病质，也可能为进食后腹胀不适而自动限食所致。晚期胃癌患者常可出现贫血、消瘦、营养不良，甚至恶病质等表现。

（四）呕血、黑便

呕血、黑便主要是因溃疡形成、胃癌肿瘤侵犯黏膜下血管所致，是可出现在胃癌患者任何时期的症状。因胃壁的黏膜下层具有丰富的动脉血供，胃癌浸润破坏黏膜下动脉时可发生大出血。

四、诊断与分期

（一）诊断

应当结合患者的临床表现及特征、内镜检查、实验室检查、组织病理学诊断、影像学检查等进行胃癌的诊断。

1. 临床表现及体征

（1）早期可无症状和体征，或出现上腹部疼痛，饱胀不适，食欲减退；或原有胃溃疡症状加剧，腹痛为持续性或失去节律性，按溃疡病治疗症状不缓解。可出现呕血、黑便。

（2）晚期多伴有体重下降、进行性贫血、低热，上腹部可触及包块并有压痛，可有左锁骨上淋巴结肿大、腹水及恶病质。

（3）贲门部肿瘤侵犯食管时，可引起咽下困难。幽门部肿瘤可出现幽门梗阻症状和体征。

（4）胃部溃疡型恶性肿瘤或晚期肿瘤侵及黏膜下血管时，可出现消化道出血或黑便。

2. 辅助检查

（1）内镜检查：胃镜检查是确诊胃癌的主要检查手段，可确定肿瘤的位置，获得组织标本以行病理检查。超声胃镜检查，有助于评价胃癌浸润深度、判断胃周淋巴结转移状况，推荐用于胃癌的术前评估。对拟施行内镜黏膜切除术（endoscopic mucosal resection, EMR）、内镜黏膜下剥离术（endoscopic submucosal dissection, ESD）等微创手术者必须进行此项检查。对怀疑腹膜转移或腹腔内播散者，可考虑腹腔镜检查。

（2）实验室检查：早期可疑胃癌，游离胃酸低度或缺乏，红细胞比容、血红蛋白、红细胞计数下降，粪便隐血（＋），肿瘤标志物癌胚抗原（carcinoembryonic antigen, CEA）、糖类抗原19-9可见异常升高。

（3）影像学检查：①计算机断层扫描（CT）。CT平扫及增强扫描在评价胃癌病变范围、局部淋巴结转移和远处转移状况等方面具有重要价值，应当作为胃癌术前评估的常规方法。在无造影剂使用禁忌证的情况下，建议在胃腔呈良好充盈状态下进行增强CT扫描，扫描部位应当包括原发部位及可能的转移部位。②磁共振（MRI）检查。MRI检查是重要的影像学检查手段之一，推荐对CT造影剂过敏者或其他影像学检查怀疑转移者使用。MRI有助于判断腹膜转移状态，可酌情使用。③上消化道造影。有助于判断胃原发病灶的范围及功能状态，特别是气钡双重对比造影检查是诊断胃癌的常用影像学方法之一。对疑有幽门梗阻的患者，建议使用水溶性造影剂。④胸部X射线检查。应当包括正侧位相，可用于评价是否存在肺转移和其他明显的肺部病变，侧位相有助于发现心影后病变。

⑤超声检查。对评价胃癌局部淋巴结转移情况及表浅部位的转移有一定价值，可作为术前分期的初步检查方法。经腹部超声检查可了解患者腹腔、盆腔有无转移，特别是超声造影有助于鉴别病变性质。此外，还有正电子发射计算机体层显像仪（PET/CT）、骨扫描等，根据临床情况而定。

3. 组织病理学诊断

组织病理学诊断是确诊胃癌和治疗的依据。活检确诊为浸润性癌的患者进行规范化治疗。如因活检取材的限制，活检病理不能确定浸润深度，报告为癌前病变或可疑性浸润的患者，则建议重复活检或结合影像学检查结果，进一步确诊后选择治疗方案。活检标本的来源主要是内镜下黏膜切除标本和胃切除术标本，后者包括肿瘤及切缘和淋巴结。对于患有无法手术的局部晚期、复发或转移性胃或食管胃结合部（EGJ）腺癌且正在考虑曲妥珠单抗治疗的患者而言，推荐使用免疫组织化染色（IHC）和荧光原位杂交（FISH）或其他原位杂交方法进行肿瘤HER2过表达评估。

（二）分期

胃癌的分期如表4-1所示。

表4-1　胃癌的分期

临床TNM分类	T原发肿瘤	T_X原发肿瘤无法评价
		T_0切除标本中未发现肿瘤
		T_{is}高度异型增生：肿瘤位于上皮内，未侵犯黏膜固有层
		T_1
		T_{1a}肿瘤侵犯固有层或黏膜肌层
		T_{1b}肿瘤侵犯黏膜下层
		T_2肿瘤侵犯固有肌层
		T_3肿瘤侵及浆膜下结缔组织，未侵犯脏腹膜或邻近结构
		T_4肿瘤穿透浆膜层或侵犯邻近结构
		T_{4a}肿瘤穿透浆膜层未侵犯邻近结构
		T_{4b}肿瘤侵犯邻近组织结构

临床TNM分类	N淋巴结	N_x区域淋巴结无法评价 N_0区域淋巴结无转移 N_1 1～2个区域淋巴结有转移 N_2 3～6个区域淋巴结有转移 N_3 7个及7个以上区域淋巴结转移 N_{3a} 7～15个区域淋巴结有转移 N_{3b} 16个（含）以上区域淋巴结有转移
	M远处转移	M_0无远处转移 M_1存在远处转移
TNM分期	0期	T_{is}；N_0；M_0
	I A期	T_0；N_0；M_0
	I B期	T_1；N_1；M_0 T_2；N_0；M_0
	II A期	T_1；N_2；M_0 T_2；N_1；M_0 T_3；N_0；M_0
	II B期	T_1；N_{3a}；M_0 T_2；N_2；M_0 T_3；N_1；M_0 T_{4a}；N_0；M_0
	III A期	T_2；N_{3a}；M_0 T_3；N_2；M_0 T_{4a}；N_1；M_0 T_{4a}；N_2；M_0 T_{4b}；N_0；M_0
	III B期	T_1；N_{3b}；M_0 T_2；N_{3b}；M_0 T_3；N_{3a}；M_0 T_{4a}；N_{3b}；M_0 T_{4b}；N_1；M_0 T_{4b}；N_2；M_0
	III C期	T_3；N_{3b}；M_0 T_{4a}；N_{3b}；M_0 T_{4b}；N_{3a}；M_0 T_{4b}；N_{3b}；M_0
	IV期	任何T；任何N；M_1

五、鉴别诊断

（一）胃痛

胃脘部疼痛，常伴有食欲不振，痞闷或胀满，恶心呕吐，吞酸嘈杂。发病多与情志不遂、饮食不节、劳累及受寒等因素有关，常反复发作，其痛势相对胃癌之疼痛较缓，不呈进行性加重，不伴极度消瘦、神疲乏力等恶病质征象。此外，借助现代诊断方法，可见胃、十二指肠黏膜炎症、溃疡等病变。若胃痛经严格内科治疗而症状仍无好转者，应做纤维胃镜及病理组织学检查等以排除癌变的可能。

（二）痞满

痞满多以胃脘部痞塞、满闷不舒的自觉症状为主症，并有按之柔软、压之不痛、望无胀形的特点。起病多缓，反复发作；发病常与饮食、情志、起居、寒温等诱因有关。部分胃癌病例也可以痞满为主症，此时可借助上消化道X射线检查、纤维胃镜等检查以明确诊断。

（三）便血

便血因胃、肠脉络受损，出现血液随大便而下，或以大便呈柏油样为主要临床表现，可由多种胃肠道病引起。胃癌的便血常伴见胃脘部饱胀或疼痛、纳呆、消瘦、脘部积块等主症，大便稍暗或紫暗，甚至可呈柏油样，且多持续发生，应用一般止血药效果不理想，即使暂时止住，不久即可反复，重者可伴有吐血。可借助消化道X射线检查、纤维胃镜等检查以明确诊断。

六、辨证论治

"证"是中医学特有的概念，是对疾病特定阶段的病因、病性、病位及邪正关系的病理概括，是对疾病本质的认识。受个体差异、疾病发展的不同阶段、治疗手段的多样性等因素的影响，胃癌的分型存在一定的难度。目前，关于胃癌的辨证分型尚未有统一的认识，缺乏普遍适用的标准。一般认为，术前患者以实证为主，主要为气滞、痰凝及血瘀；术后以虚证为主，常见的是脾胃虚弱；多数患者在化疗后实证减少，虚证增多。综合临床及结合理论探讨，具体论述如下。

（一）脾胃虚寒证

1. 主证

胃脘隐痛，喜温喜按，腹部可触及积块，朝食暮吐，或暮食朝吐，宿食不化，泛吐清涎，面色㿠白，肢冷神疲，面部、四肢浮肿，便溏，大便可呈柏油样，舌淡而胖、苔白滑润，脉沉缓。

2. 病机分析

脾胃虚弱作为胃癌的基本病机，早在古籍中就对其有所论述。如《景岳全书·积聚》中所载："凡脾肾不足及虚弱失调之人，多有积聚之病。"人体内互为表里的脾与胃同居中焦，为人体的后天之本。其在生理功能上可概括为脾主运化，胃主受纳，两者在腐熟水谷与运化水谷精微协调作用下，共同完成对食物的消化和吸收，利于机体的健康运行。若脾胃虚寒的患者，其脾胃功能失调，水谷精微则无以运化濡养周身，同时气血生成不足，使得机体的抗邪能力大大下降而易受损伤，从而导致疾病的发生。且脾失健运则机体的津液输布功能失常，加之寒凝，致痰浊凝聚而形成邪毒，危害人体健康。

3. 治法

温中散寒，健脾和胃。

4. 方药

理中汤加减。人参、干姜、黄芪、炒山药、炒薏苡仁、桂枝、白术、乌药、白花蛇舌草、甘草。

5. 加减

有呕吐者，加丁香、吴茱萸温胃降逆止吐；若肢冷、呕吐、便溏等虚寒症状明显者，加肉桂、附子即桂附理中汤，以增加温阳补虚散寒之力；全身浮肿者，合真武汤以温阳化气利水；便血者，合黄土汤温中健脾、益阴止血。

（二）胃热伤阴证

1. 主证

胃脘部灼热，口干欲饮，胃脘嘈杂，食后剧痛，进食时可有吞咽哽噎难下之感，甚至食后即吐，食欲缺乏，五心烦热，大便干燥，形体消瘦，舌红少苔或舌黄少津，脉细数。

2. 病机分析

胃热而伤阴在朱丹溪《脉因证治》《丹溪心法》等书中有相关记载："劳役太甚，饮食失节，中气不足，或寒邪乘虚而入客之，或久不散郁而生热，或素有热，虚热相搏，结于胃脘而痛，或有实积痰饮，或气与食相郁不散，停结胃口而痛""气得炎上之化，有升无降，熏蒸清道，甚而至于上焦不纳，中焦不化，下焦不渗，辗转传变""气血两亏，痰客中焦，妨碍升降，不得运用""痰挟瘀血，遂成窠囊"，不论内伤外感都可使气血运行失常，尤其火热之伤。

3. 治法

清热养阴，益胃生津。

4. 方药

竹叶石膏汤加减。竹叶、石膏、半夏、麦冬、金银花、芦根、天花粉、藤梨根、太子参、北沙参、粳米、甘草。

5. 加减

大便干结难解者，加火麻仁、郁李仁润肠通便；若热证减轻，可石膏减量，甘草、粳米加量以扶助胃气。

（三）气血双亏证

1. 主证

胃脘疼痛绵绵，全身乏力，心悸气短，头晕目眩，面色无华，虚烦不眠，自汗盗汗，面浮肢肿，或可扪及腹部积块，或见便血，食欲缺乏，舌淡苔白，脉沉细无力。

2. 病机分析

素体气虚，或脾虚可导致痰湿内留，郁而化热，热毒内灼，伤阴耗气，精血生化无源，气血俱虚，机体抗邪能力大大下降，而肿瘤形成后因其生长、发展的速度远远超过正常组织，夺取了大量机体正常组织赖以荣养的气、血、津液，从而导致正气进一步损伤，病情进一步加重。

3. 治法

益气养血。

4. 方药

十全大补汤加减。党参、黄芪、白术、白芍、茯苓、肉桂、熟地黄、当归、炒山药、黄精、枸杞子、甘草。

5. 加减

此证型多见于胃癌晚期，以虚为主，气血两亏，不任攻伐，当以救后天生化之源、顾护脾胃之气为要，待能稍进饮食与药物，再适当配合行气、化痰、活血等攻邪之品，且应与补益之品并进，或攻补两法交替使用。若气血亏虚损及阴阳，致阴阳俱虚，阳竭于上而水谷不入，阴竭于下而二便不通，则为阴阳离决之危候，当积极救治。

（四）痰湿凝结证

1. 主证

胸闷膈满，面黄虚肿，呕吐痰涎，腹胀便溏，痰核累累，舌淡红、苔滑腻，脉弦滑。

2. 病机分析

有关痰结所致胃癌的病因论述，在中医理念中为"百病多为痰作祟"，认为痰瘀具有广泛的致病性，更是大多数肿块形成的重要原因。清代《景岳全书发挥》中论述的"膈者在胸膈胃口之间，或痰……阻滞不通，食物入胃不得下达而呕出，渐至食下即吐而胃反矣"，讲明痰结是导致胃癌（胃反）的一个重要病理因素。

3. 治法

燥湿化痰。

4. 方药

导痰汤加减。制半夏、天南星、橘红、枳实、厚朴、苍术、茯苓、瓜蒌皮、白术、砂仁、甘草。

5. 加减

若伴腹胀便溏，加猪苓、泽泻以利水渗湿，健脾理气。

（五）瘀毒内阻证

1. 主证

胃脘刺痛，痛有定处而拒按，或可扪及腹内积块，腹满不食，或呕吐物如赤豆汁样，或黑便如柏油样，或左颈窝有痰核，形体日渐消瘦，肌肤甲错，舌质暗紫，脉沉细涩。

2. 病机分析

中医学认为"毒"是对机体产生剧烈危害的不利因素。清代《医宗金鉴》中记载："热结不散，灼伤津液……贲门干枯，则纳入水谷之道路狭隘，故食不能下，为噎塞也；幽门干枯，则放出腐化之道路狭隘，故食入反出，为翻胃也。"从中可见毒热内蕴是形成胃癌的关键因素。病理过程分析：人体的血液在蕴积体内热量的干扰下可变得黏稠而凝结，体内津液被火邪煎灼则发生炼津为痰的病理现象，可见机体气血痰浊在毒邪的干扰下易对脏腑经络造成阻塞，形成肿块，而影响机体的正常生理功能，长时间的机体损伤可发生恶变。

3. 治法

活血化瘀，行气止痛。

4. 方药

膈下逐瘀汤加减。莪术、五灵脂、当归、郁金、牡丹皮、赤芍、乌药、延胡索、香附、佛手、枳壳、甘草。

5. 加减

有呕血或黑便者，应注意把握活血药物的种类和剂量，可配伍白及、仙鹤草、地榆、槐花以止血；加海藻、瓜蒌化痰软坚；加沙参、麦冬、白芍滋阴养血。吞咽梗阻，腹满不食者，也可改用通幽汤破结行瘀，滋阴养血。

（六）肝胃不和证

1. 主证

胃脘胀满，时时隐痛，窜及两胁，呃逆呕吐，舌质淡红，苔薄白或薄黄，脉沉或弦细。

2. 病机分析

肝主疏泄，患者若较长时间情绪低落，肝气郁结，则不利于疾病的预后。居于中焦的脾胃在肝的疏泄功能辅助作用下才能促使脾升胃降的循环运动，从而利于气机的条畅。若患者脾胃虚弱，则肝气乘机犯脾从而导致胃肠疾病的发生。肝胃不和，是胃癌形成的重要因素。

3. 治法

疏肝和胃，降逆止痛。

4．方药

柴胡疏肝散加减。柴胡、陈皮、佛手、预知子、合欢皮、白术、厚朴、木香、香附、枳壳、白芍、炙甘草。

5．加减

若有呃逆者，加旋覆花、赭石降逆和胃止呃；若有两胁胀痛者，加佛手理气止痛，健胃止呕；加半夏，消痞散结，和胃降逆；纳食不馨者，加白术、茯苓、砂仁、麦芽健脾祛湿，理气和胃。

七、常用中成药及验方

（一）中成药

1．消癌平注射液

清热解毒，化痰软坚。可针对痰湿凝结、瘀毒内阻型胃癌的治疗。用5%或10%的葡萄糖注射液稀释后静脉滴注，每次20～100 mL，每日1次。

2．华蟾素胶囊

此药具有解毒、消肿、止痛等功效。可用于胃热伤阴、瘀毒内阻型胃癌的治疗。口服，每次2粒，每日3～4次。

3．鸦胆子油软胶囊

此药具有清热解毒抗癌之功效。适用于癌毒内蕴证。口服，每次4粒，每日2～3次。

4．平消胶囊

此药具有活血化瘀、散结消肿、解毒止痛之功效。适用于毒瘀内结证。口服，每次4～8粒，每日3次。

5．华蟾素注射液

清热解毒抗癌。适用于胃热伤阴、瘀毒内阻型胃癌的治疗。每次30～50 mL，每日1次，静脉滴注。

6．复方苦参注射液

此药具有清热利湿、凉血解毒、散结止痛之功效。适用于瘀毒内阻、胃热伤阴型胃癌的治疗。肌内注射，每次2～4 mL，每日2次；或静脉滴注，每次12 mL，用氯化钠注射液200 mL稀释后应用，每日1次。

（二）验方

1. 广郁金、醋延胡索、炒白术各10 g，茯苓、炒白芍、炒党参各12 g，炒当归、绵黄芪、莪术各10 g，绿萼梅6 g，生甘草3 g，谷芽、麦芽各10 g。

用法：水煎服，每日1剂，早晚分服。

适应证：适用于胃癌术后，或胃癌晚期，病情以正虚为主者。适用于胃癌不能切除、胃脘隐痛、不思饮食、面晦肢倦、舌有紫斑、脉细涩者。

2. 藤梨根90 g，水杨梅根90 g，虎杖根60 g，焦山楂6 g，鸡内金6 g。

用法：水煎服，每日1剂，早晚分服。

适应证：本方具有清热解毒、消积活血的作用，适用于胃癌热毒郁结者。

3. 白英30 g，蛇莓30 g，龙葵30 g，丹参14 g，当归9 g，郁金9 g。

用法：水煎服，每日1剂，早晚分服。

适应证：适用于热毒型胃癌患者。

4. 人参、丁香、柿蒂各30 g，甘草、高良姜各15 g。上药为细末，每次服6 g，热汤调下，不拘时候。

用法：水煎服，每日1剂，早晚分服。

适应证：适用于胃癌胃寒呕逆、反胃呕吐、心腹刺痛者。

八、转归预后

胃癌早期以邪实为主，如痰气交阻、瘀血内阻，可以理气化痰、活血化瘀消除邪实，并采取中西医结合的治法，部分患者病情可缓解，但也有部分患者转为胃热阴伤、脾胃虚寒、气血两虚，出现正虚邪盛之势。胃癌患者的预后一般较差，如能早期诊断和治疗，尤其采用中西医结合治疗，不少患者病情可缓解。晚期胃癌可合并大量便血、呕血或臌胀等，均为危重难治之证，预后不良。近年来，对晚期胃癌患者开展中西医结合治疗，用中药积极扶正培本，适当辅以攻邪，使不少患者的生存期得到延长。

九、预防与调摄

中医强调"未病先防""不治已病治未病"。未病先防，养成良好的饮食习惯，如按时进餐，不食过烫、过冷、过辣、变质食物，少吃或不吃油炸、腌熏食品，细嚼慢咽，戒除烟酒，多食新鲜瓜果蔬菜、豆类，适当配合一定数量的粗杂粮。既病之后，应注意精神护理，使患者增强战胜疾病的信心，积极配合各种治疗。患者的饮食应尽量做到色香味佳，富于营养又品种多样，如奶类、鱼、肉末、果汁等，有吞咽困难者应进食半流质或流质饮食，少食多餐。对呕吐不能进食者，应适当补充液体、能量和维生素，以维持生命之必需。

十、现代治疗方法概述

早期胃癌（early gastric cancer, EGC）的定义为局限于黏膜或黏膜下层的腺癌。目前，其治疗原则为优先手术切除，然而多数胃癌患者诊断分期较晚，会失去根治手术的机会。对无法根治切除的晚期胃癌及复发转移性胃癌，临床一般采用全身化疗、局部放疗等多种方法，对晚期胃癌患者生存期的延长和生活质量的提高，均有重要意义。

（一）内镜治疗

内镜治疗早期胃癌的方式包括内镜黏膜切除术（EMR）和内镜黏膜下剥离术（ESD）。EMR主要用于组织学分化较好、病变表面未形成溃疡、病灶直径小于2 cm的黏膜内癌。ESD的产生，使EGC内镜下一次性整块切除成为可能。ESD扩大了EGC内镜下切除的适应证。有学者认为，确定无淋巴结转移的早期胃癌，条件适宜，可选择内镜治疗。

（二）手术治疗

早期胃癌淋巴结转移率小于10%，胃癌D2根治术一直作为早期胃癌外科治疗的标准术式，治疗效果佳，5年生存率大于90%。现今，其治疗方式也有了很大变迁，提出了缩小胃切除范围及淋巴结清除范围的手术，缩小术式包括腹腔镜下癌灶切除术、胃镜下胃黏膜切除术、幽门保留术、迷走神经保留术和缩小的淋巴结清扫术。进展期胃癌，推荐进行标准胃癌根治性手术。标准胃癌根治性手术是指足够切缘的完整病灶切除及D2淋巴结清扫。目前，研究结果显示Ⅱ期和Ⅲa期胃癌，尤其是Ⅱ期胃癌行标准胃癌根治性手术能明显提高疗效，5年生存率可在70%～80%。

（三）新辅助化疗

虽然新辅助化疗对术后复发或转移风险高的患者获益可能较大，但对体内肿瘤负荷过大或分期较晚（Ⅲb/Ⅲc）的患者意义可能有限，因此相对准确的术前分期尤为重要，关系到患者综合治疗模式的选择、化疗药物和方案甚至治疗周期的选择。对于无远处转移的局部进展期胃癌患者，一般需要6～8周的术前辅助治疗，对$T_{4a}N_2$或T_{4b}者则可适当延长，但时间不宜超过10周，如已达到目的就应尽早及时手术。因为患者一般可在化疗后3～6周内恢复，所以从停止治疗到进行手术的间隔时间不应太久，如患者状况允许，以3～4周为佳。

（四）辅助治疗

1. 化疗

患者术后体内残留的癌细胞被认为是复发、转移的主要根源，术后辅助化疗的目的在于，杀灭这些残留的癌细胞及手术无法清除的微小病灶，减少复发、转移，提高患者的无进展生存期和总生存率。在临床实践中，我们要合理选择术后化疗方案，对于分期较早、耐受较差的患者在D2术后可接受替吉奥（S1）或奥沙利铂联合卡培他滨（XELOX）方案化疗，且Ⅲ期患者则尽量接受XELOX方案辅助化疗。

2. 放疗

放疗作为恶性肿瘤的三大治疗手段之一，主要是联合术后化疗。通过长期研究逐渐发现，在以D2为主要手术方式的东亚地区术后放、化疗是可耐受的，并可降低局部复发概率，因此术后辅助放、化疗给分期较晚、淋巴结阳性的胃癌根治术后患者带来了更多的生存获益。

（五）靶向治疗

目前，大多数的胃癌基因微序列的研究集中在胃癌发生相关基因及具有生物学活性的相关基因上。未来的治疗胃癌过程中，胃癌基因微序列与其他方法联合会作为胃癌早期诊断与治疗的一种可靠的方法。尽管条件尚待改善，但是其拓展了专家、学者对于胃癌发生、治疗概念方面的理解。在治疗胃癌的过程中，可以应用胃镜取得少量肿瘤组织，进行基因微序列扩增、功能学基因分析。目前，不断出现的靶向药物主要可以分为表皮生长因子受体抑制剂和血管生成抑制剂，如抗VEGF药物贝伐珠单抗已推荐应用，另有国产小分子VEGFR抑制剂阿帕替尼也已被批准用于胃癌的治疗。对于无法切除的局限晚期、复发或转移性病变的全身治疗（不适合局部治疗），曲妥珠单抗应被加入针对HER2过表达转移性腺癌的一线化疗。

（六）免疫治疗

肿瘤免疫治疗作为一种新兴的治疗手段，其目的是激发或调动机体的免疫系统，提高患者的免疫应答能力，从而增强肿瘤微环境的抗肿瘤免疫力。常用药物PD-1、PD-L1单抗在晚期胃癌治疗中逐渐发挥出优势作用。

第二节 大肠癌

大肠癌是由正虚感邪、内伤饮食及情志失调引起的，以湿热、瘀毒蕴结于肠道，传导失司为基本病机，以排便习惯与粪便性状改变、腹痛、肛门坠痛、里急后重，甚至腹内结块、消瘦为主要临床表现的一种恶性疾病。

一、病名病状

中医学无"大肠癌"这一名称，从其发病及临床特征分析，应属中医学的"肠积""积聚""症瘕""肠覃""肠风""脏毒""下利""锁肛痔"等病的范畴。《灵枢·水胀》载："肠覃何如？岐伯曰：寒气客于肠外，与卫气相搏……肉内生，其始生也，大如鸡卵，稍以益大，至其成，如怀子之状，久者离岁，按之则坚，推之则移……"其症状的描述颇似结肠癌腹内结块的表现。《诸病源候论》记述："症者，由寒温失节，致脏腑之气虚弱，而饮食不消，聚结在内，染渐生长，块段盘劳不移动者，是症也。言其形状，可征验也。"这有助于了解大肠癌的病因、症状和体征。明代《外科正宗》载："蕴毒结于脏腑，火热流注肛门，结而为肿，其患痛连小腹，肛门坠重，二便乖违，或泻或秘，肛门内蚀，串烂经络，污水流通大孔，无奈饮食不餐，作渴之甚，凡此未得见其生。"类似于大肠癌的病因、主要症状，并明确指出预后不良。清代《外科大成》载："锁肛痔，肛门内外如竹节锁紧，形如海蜇，里急后重，便粪细而带扁，时流臭水，此无治法。"上述症状的描述与直肠癌基本相符。关于本病的治疗，《素问·六元正纪大论篇》提出了"大积大聚，其可犯也，衰其大半而止，过者死。"的内科治疗原则；《后汉书》中有华佗进行"刳破腹背，抽割积聚"外科手术的记载。这种采用内科或外科治疗本病的方法，迄今为止仍有重要的指导意义。中医药治疗本病所采用的方药散见于中医治疗"积聚""症瘕""痢疾""脏毒"等病证中，如《素问·玄机原病式篇》的芍药汤、《严氏济生方》的香棱丸、《疡医大全》的化痞丸、《医林改错》的少腹逐瘀汤等。

二、病因病机

（一）病因

大肠癌的发生以正气虚损为内因，以邪毒入侵为外因，两者相互影响。正气虚损，易招致邪毒入侵，更伤正气，且正气既虚，无力抗邪，致邪气留恋，气、瘀、毒留滞大肠，壅蓄不散。病因大致可分为外感湿热、饮食不节、情志所伤、正气亏虚4个方面，分述如下。

1. 外感湿热

久居湿地，外感湿邪，导致水湿困脾、脾失健运，则内外之水湿日久不去，可引发本病。

2. 饮食不节

恣食膏粱厚味、酒酪之品，或过食生冷，或暴饮暴食，均可损伤脾胃，滋生水湿，水湿不去化热而下迫大肠，与肠中之糟粕交阻搏结或日久成毒，损伤肠络而演化为本病。

3. 情志所伤

所愿不遂，肝气郁结，肝木太过克伐脾土，脾失健运，水湿内生，郁而化热，湿热合邪，下迫大肠，也可催生本病。

4. 正气亏虚

先天不足或年高体虚之人，脾虚肾亏。肾为先天之本，脾为后天之本，两者与水湿的运化也有密切的关系，两脏虚损，导致水湿内停，日久也可引发本病。

（二）病机

1. 发病

湿热久羁，留连肠道，阻滞气机，热渐成毒，热伤脉络，致使气滞、湿热、毒聚、血瘀，在肠道结积成块是发病的主要病机环节。

2. 病位

本病病位在肠，但与脾、胃、肝、肾的关系尤为密切。

3. 病性

其病性早期以湿热、瘀毒邪实为主，晚期则多为正虚邪实，正虚又以脾肾（气）阳虚、气血两虚、肝肾阴虚多见。

4. 病势

大肠癌初起时，临床表现隐匿，患者往往没有明显的症状和体征，多表现为大便习惯的改变，大便变细后症状逐渐加重，多已进入中晚期阶段。

5. 病机转化

本病病机的中心环节是湿热，并由湿热进一步演化而为热毒、瘀毒，蕴结于肠中，日久形成结块。病至晚期，正虚邪实，可出现脾肾阳虚、气血亏虚的表现。

总之，大肠癌的病变以乙状结肠以下（包括直肠和肛管）为多发，多因素导致脾肾不足、外感湿热、饮食不节、情志所伤、正气亏虚，或久病不愈，或反复发作，而损脾及肾，湿热火毒蕴结更甚，病情日趋恶化，或致气血双亏，脾肾阳衰，虚实互见。大肠传导失司，日久则积生于内，发为大肠癌。

三、临床表现

大肠癌初起时，临床表现隐匿，患者往往没有明显的症状和体征，多表现为大便习惯的改变或大便变细，但这一点患者常常不予重视。随着病情的发展，可有大便的进行性变细、大便不畅，或有大便次数增多，或便秘与腹泻交替出现等症状。

约有1/4的患者（多为左半结肠癌）可以有大便带脓（黏液）、带血或便血，或酱色大便。大便时可以有腹痛。约有1/3的患者（多为右半结肠癌）可以在腹部扪及肿块。直肠癌患者常有里急后重、肛门坠痛等感觉。全身症状可表现为进行性消瘦、乏力、营养不良、恶病质、肿物坏死或并发症，可产生畏寒、发热等症状。根据大肠癌发生的部位、病程、进展情况，可有不同的临床表现。

（一）大便习惯改变

脾主运化，胃主受纳，大肠主传导。水谷入胃，经腐熟后将水谷之精气上输于脾而转输全身，其水谷之糟粕则经小肠、大肠排出体外，脾失健运，大肠功能失调，则大便可出现异常。大肠癌初起时，仅表现为大便习惯改变，随着病情发展，肿瘤长入肠腔，环状生长的肿瘤导致肠腔缩窄而出现便秘症状，既而缩窄上端肠腔的积液增多，肠蠕动亢进，故在便秘后又可出现腹泻，两者常交替出现，中医辨证为运化失常，传导失司。

（二）便血

初期病体尚小，仅气血不能通畅，大肠传导不利。多表现为大便习惯改变，日久则肠道血络受损，可见大肠癌演变、坏死而出现便血，直肠癌在早期就可表现为便血。由于癌肿本身坏死、演变，加之硬性排便的摩擦，因此早期有3/4～4/5的患者每当排便时可随之排出少量血性液体，色鲜红，可与大便相混，也可附于大便表面（常误认为是"痔出血"，应予警惕）。随着癌肿增大，坏死和病灶不断扩大，出血量逐渐增多，偶伴有继发感染者，常有黏液血便和脓血便。右半结肠癌的瘤体较大，易发生溃疡出血及感染。因为血液与大便混合，所以不容易引起患者的注意，左半结肠癌出血量较少，血与大便相混合，色泽暗红或鲜红色，大出血者较少见。中医辨证为脾不统血或瘀毒内阻。

（三）腹部肿块

病初仅气血运行不畅，病所尚无形态，伤滞日久，日以益增，则小者大，软者坚，无形者渐有形，且盘牢不移，大肠癌的肿块可位于右下腹部（右半结肠癌），或左下腹部（左半结肠癌），或直肠。腹部肿块是右半结肠癌的常见症状，约占就诊时症状的80%。肿块多由肿瘤本身引起，早期可活动，当肿瘤浸润周围组织且引起肠周炎症反应时，局部有压痛不能推动。中医辨证为气滞血瘀、湿毒瘀结。

（四）肠梗阻

病机为气机不畅，继则血行瘀滞，久则形成症积，肿瘤沿肠壁浸润，使肠腔逐步狭窄，则可发生大便闭塞等梗阻症状，大多已属晚期。左半结肠癌常表现为慢性进行性肠梗阻，大多有顽固性便秘，也可兼以排便次数增加，系部分肠梗阻近端肠曲的非特异性炎变所致。右半结肠癌一般较少出现肠梗阻，因右半结肠肠腔大，粪便稀，早期很少有梗阻症状。随着病情发展，可出现梗阻，特别是不完全性肠梗阻，一旦出现梗阻症状，表明疾病已属晚期。临床上表现为腹胀，腹痛，肠鸣音亢进，排便排气停止，恶心、呕吐较轻或缺如。中医辨证为传导失司、瘀毒搏结。

（五）全身症状

发病初期，正气尚盛，全身症状不明显，病至中晚期，则全身症状多与纳食减少、脾胃运化功能下降，以及肿瘤的慢性消耗、便血等有关，常有精神疲惫、气短乏力、明显消瘦、贫血等症状。中医辨证为脾失健运、气血两虚。

四、诊断与分期

（一）诊断

直肠指检、内镜检查、影像学检查、结肠钡灌肠造影、CT、MRI、B型超声图检查、血管造影、淋巴造影、生化免疫检查（如血清癌胚抗原）等方法都是行之有效的方法。

1. 结肠镜检查

结肠镜是准确性较高的有效诊断方法，除可清晰地显示病变外，还可取活体组织做病理检查。

2. 结肠钡灌肠造影

结肠钡灌肠造影是结肠镜检查的替代方法，有可能遗漏小的病变，但仍然可以准确地发现癌和较大的腺瘤。结肠钡灌肠造影可有效地观察因狭窄导致的结肠镜不能达到的部位。

3. 直肠指检

直肠指检一般可发现距肛门7～8 cm的直肠和肛管内有无肿瘤。此法简便易行而又十分可靠。

4. 粪便隐血试验

粪便隐血试验可发现癌前病变和早期癌。由于简便易行,因此可作为大规模普查之用。例如,在肠癌术后,粪便隐血试验持续阳性,应高度怀疑癌症复发,或有新的消化道肿瘤生成。

5. 癌胚抗原及糖类抗原19-9(CA19-9)

CEA虽然不是肠癌所特有的相关抗原,不具有特异性诊断价值,但在监察疗效、估计预后、评估有无复发等方面具有一定意义。肠癌患者术前CEA正常,术后预后较好;术前CEA明显增高,大多有血管壁、淋巴系统的侵犯或有远处转移,术后预后较差。术后CEA再度升高,提示有转移或复发的可能,且比临床症状出现早3个月以上。消化道肿瘤患者血清中的CA19-9浓度明显升高,可认为它是消化道肿瘤的标志物。某些非肿瘤性疾病,如慢性胰腺炎、胆石症、肝硬化、肾功能不全、糖尿病,CA19-9增高往往是低浓度或一过性的,CA19-9与甲胎蛋白(AFP)、CEA等联合检测对诊断胃肠道肿瘤的效果更好。

6. 病史

凡年龄在40岁以上,近来有大便习惯改变、消化不良、不明原因的贫血和消瘦、粪便隐血阳性者,应高度警惕有大肠癌的可能。

（二）分期

大肠癌的分期如表4-2所示。

表4-2 大肠癌的分期

	T原发肿瘤	T_X	原发肿瘤无法评价
		T_0	无原发肿瘤证据
		T_{is}	原位癌:局限于上皮内或侵犯黏膜固有层,未穿透黏膜肌层
临床TNM分类		T_1	肿瘤侵犯黏膜下层
		T_2	肿瘤侵犯固有肌层
		T_3	肿瘤穿透固有肌层至浆膜下
		T_{4a}	肿瘤穿透脏腹膜

临床TNM分类	T原发肿瘤	T_{4b}	肿瘤直接侵犯或黏附于其他器官或结构
	N淋巴结	N_X	区域淋巴结无法评价
		N_0	无区域淋巴结转移
		N_1	有1~3枚区域淋巴结转移
		N_{1a}	有1枚区域淋巴结转移
		N_{1b}	有2~3枚区域淋巴结转移
		N_{1c}	浆膜下、肠系膜、无腹膜覆盖结肠或直肠周围组织内发现癌结节，无区域淋巴结转移
		N_2	有4枚以上区域淋巴结转移
		N_{2a}	4~6枚区域淋巴结转移
		N_{2b}	7枚及更多区域淋巴结转移
	M远处转移	M_X	远处转移无法评价
		M_0	无远处转移
		M_1	有远处转移
		M_{1a}	远处转移局限于单个器官或部位，无腹膜转移
		M_{1b}	远处转移分布于一个以上的器官或部位，无腹膜转移
		M_{1c}	有腹膜转移，伴或不伴其他器官转移

TNM分期	0期		Tis；N_0；M_0
	Ⅰ期	Ⅰ A期	T_0；N_0；M_0
		Ⅰ B期	T_1；N_0；M_0 T_2；N_0；M_0
	Ⅱ期	Ⅱ A期	T_3；N_0；M_0
		Ⅱ B期	T_{4a}；N_0；M_0
		Ⅱ C期	T_{4b}；N_0；M_0
	Ⅲ期	Ⅲ A期	$T_{1\sim2}$；N_1/N_{1C}；M_0 T_1；N_{2a}；M_0
		Ⅲ B期	$T_{3\sim4a}$；N_1/N_{1C}；M_0 $T_{2\sim3}$；N_{2a}；M_0 $T_{1\sim2}$；N_{2b}；M_0
		Ⅲ C期	T_{4a}；N_{2a}；M_0 $T_{3\sim4a}$；N_{2b}；M_0 T_{4b}；$N_{1\sim2}$；M_0
	Ⅳ期	Ⅳ A期	任何T；任何N；M_{1a}
		Ⅳ B期	任何T；任何N；$M1b$
		Ⅳ C期	任何T；任何N；$M1c$

五、鉴别诊断

（一）痢疾

痢疾是以腹痛腹泻、里急后重、排赤白脓血便为主要临床表现的具有传染性的外感疾病。一般发病较急，常以发热伴呕吐而开始，继则以腹痛腹泻、里急后重、排赤白脓血便为突出的临床特征，其腹痛多呈阵发性，常可在腹泻后减轻，腹泻次数可在10～20次/日，粪便呈胶冻状、脓血状。而大肠癌起病较为隐匿，早期症状多较轻或不明显，中晚期伴见明显的全身症状如神疲倦怠、消瘦等，腹痛常为持续性隐痛，常见腹泻但每日次数不多，泄泻与便秘交替出现是其特点。痢疾与大肠癌在腹痛、泄泻、里急后重、排脓血便等临床症状上有相似点，要注意区别。此外，实验室检查对明确诊断具有重要价值，如血常规检查、大便细菌培养、粪便隐血试验、直肠指检、结肠镜检查等。

（二）痔

痔也常见大便带血、肛门坠胀或异物感的临床表现，应注意区别。痔属外科疾病，起病缓，病程长，一般不伴有全身症状，其大便出血特点为便时或便后出血，常伴有肛门坠胀或异物感，多因劳累、过食辛辣等而诱发或加重。直肠指检、直肠镜检查等实验室检查有助于明确诊断。

六、辨证论治

辨证论治是中医治疗的核心，准确辨证分型是有效治疗的前提。应在辨证论治的前提下，结合选用具有一定抗大肠癌作用的中草药。大肠癌在初期阶段多呈湿热蕴结，继则出现气滞血瘀的病理表现，故当正气尚存时，应以清热利湿、行气活血为主。病至后期，可出现脾肾阳虚、气血亏虚的表现，因此应以扶正为主，祛邪为辅，治疗以温补脾肾、补益气血为基本法则。

（一）湿热蕴结证

1. 主证

腹部阵痛，下利赤白，里急后重，胸闷口渴，恶心食欲缺乏，舌苔黄腻，脉滑数。

2. 病机分析

其血色鲜红，常伴大便不爽，肛门灼热，此为湿热下注、热伤血络所致；泻下脓血，腥臭，为湿热瘀毒所致，舌脉俱为佐证。

3. 治法

清热利湿，清肠散结。

4. 方药

槐角丸（《丹溪心法》）加减。槐角、地榆、枳壳、黄芩、黄柏、白头翁、败酱草、大血藤、生薏苡仁。每日1剂，水煎服。

5. 加减

大便下血者，加血余炭、血见愁、茜草、三七粉（冲服）；热结便秘者，加大黄（后下）、枳实、厚朴；腹泻明显者，加马齿苋、白头翁；腹部胀痛者，加木香、陈皮、玄胡、赤芍、白芍；腹部肿块者，加夏枯草、海藻、昆布、三棱、莪术。

（二）气滞血瘀证

1. 主证

腹胀刺痛，腹内结块坚硬不移，下利紫黑脓血，里急后重，舌质紫暗或有瘀斑、苔黄，脉涩。

2. 病机分析

腹痛时作时止，痛无定处，排便排气稍减，大便干稀不调，多为气滞所致；痛有定处，腹内结块为血瘀所致，舌脉俱为佐证。

3. 治法

行气活血，消癥散结。

4. 方药

桃红四物汤（《医宗金鉴》）加减。当归、川芎、赤芍、桃仁、红花、枳壳、乌药、牡丹皮、香附、延胡索、大血藤。每日1剂，水煎服。

5. 加减

腹硬满而痛者，加川楝子、炮山甲、丹参；里急后重者，加广木香、藤梨根；腹内结块而体实者，加三棱、莪术；大便秘结属体虚者，加火麻仁、郁李仁、柏子仁；体实便秘者，加生大黄（后下）、枳实、玄明粉。

（三）脾肾阳虚证

1. 主证

面色萎黄，腰酸膝软，畏寒肢冷，腹痛绵绵，喜按喜温，五更泄泻，或污浊频出无禁，舌淡，苔薄白，脉沉细无力。

2. 病机分析

腹痛隐隐，得温可减，为虚寒所致；腰酸膝软，畏寒肢冷，为阳虚所致，舌脉俱为佐证。

3. 治法

温补脾肾，益气固涩。

4. 方药

附子理中丸（《太平和剂局方》）合四神丸（《证治准绳》）加减。党参、白术、茯苓、炙甘草、干姜、制附子、肉豆蔻、补骨脂、五味子、吴茱萸、生薏苡仁。每日1剂，水煎服。

5. 加减

肾阳虚明显者，加淫羊藿、巴戟天、肉桂；便血量多色常者，加灶心土、艾叶；大便无度者，加诃子、白槿花、罂粟壳；兼腹水尿少者，加白茅根、大腹皮、茯苓皮。

（四）气血两虚证

1. 主证

形体瘦削，大肉尽脱，面色苍白，气短乏力，卧床不起，时有便清，或脱肛下坠，或腹胀便秘，舌质淡，苔薄白，脉细弱无力。

2. 病机分析

腹痛隐隐，得温可减，为虚寒所致；痛则虚汗出或隐痛绵绵，久泻久痢，肠鸣而泻，泻后稍安，常为寒湿所致；泻下稀薄，泻后气短头晕，多为气血两虚所致，舌脉俱为佐证。

3. 治法

补气益血，扶正固本。

4. 方药

八珍汤（《正体类要》）加减。当归、白芍、熟地黄、川芎、党参、白术、茯苓、升麻、生黄芪、炙甘草。每日1剂，水煎服。

5. 加减

兼心悸失眠者，加炒酸枣仁、柏子仁、远志；脱肛下坠、大便频繁者，加柴胡、白槿花、诃子；大便带血者，加艾叶、三七、灶心土（包煎）。

七、常用中成药及验方

（一）中成药

1. 鸦胆子油软胶囊

清热解毒抗癌。适用于癌毒内蕴证。口服，每次4粒，每日2～3次。

2. 参莲胶囊

清热解毒，活血化瘀，软坚散结。适用于气血瘀滞、热毒内阻证。口服，每次6粒，每日3次。

3. 艾迪注射液

清热解毒，消瘀散结。适用于瘀毒内阻证。成人每次50～100 mL，加入0.9%的氯化钠注射液或5%～10%的葡萄糖注射液400～450 mL中静脉滴注，每日1次。

4. 参芪扶正注射液

益气扶正。适用于气虚诸证。静脉滴注，每次250 mL，每日1次。

5. 鸦胆子油乳注射液

清热解毒抗癌。适用于癌毒内蕴证。静脉滴注，每次10～30 mL，每日1次。

（二）验方

1. 槐角15 g，地榆15 g，枳壳10 g，黄芩10 g，黄柏10 g，白头翁15 g，败酱草30 g，大血藤15 g，生薏苡仁30 g，马齿苋30 g，白头翁30 g。

用法：水煎服，每日1剂，早晚分服。

适应证：大肠癌。症见腹部阵痛、下利赤白、里急后重、腹泻明显者。

2. 当归10 g，川芎10 g，赤芍15 g，桃仁15 g，红花5 g，枳壳10 g，乌药10 g，牡丹皮10 g，香附10 g，延胡索10 g，大血藤30 g，川楝子15 g，炮山甲15 g，丹参15 g。

用法：水煎服，每日1剂，早晚分服。

适应证：大肠癌。症见腹胀刺痛、腹内结块坚硬不移、下利脓血、里急后重、腹硬满而痛者。

3. 当归15 g，白芍10 g，熟地黄15 g，川芎10 g，党参15 g，白术10 g，茯苓10 g，升麻5 g，生黄芪15 g，炙甘草5 g，柴胡10 g，白槿花10 g，诃子10 g。

用法：水煎服，每日1剂，早晚分服。

适应证：大肠癌。症见形体瘦削、大肉尽脱、面色苍白、气短乏力、脱肛下坠、大便频者。

4. 蛇床子30 g，苦参30 g，薄荷10 g，生大黄、雄黄各10 g，芒硝10 g。

用法：加水1000 mL，蛇床子30 g，苦参30 g，薄荷10 g，煮沸后加生大黄煎2分钟，将煮沸的汤药倒入放有雄黄10 g、芒硝10 g的盆中搅拌，乘热气上蒸之际，患者蹲于盆上，熏蒸肛门处，待水变温后改为坐浴，每晚1次。

适应证：肛管直肠癌。

5. 鸦胆子15粒，白及15 g，苦参、白头翁、徐长卿、乳香、没药各30 g。

用法：加水1000 mL煎至300～500 mL，放至温热后用空针抽取，保留灌肠，隔日1次。

适应证：各型肠癌。

八、转归预后

早期大肠癌患者以湿热下注之实证为主，当患者病至中晚期及接受手术、放疗、化疗后，其证候大多向脾虚血亏的正虚邪衰的方向转化。若用药得当，正气得复，患者尚可长期生存；若正气不复，邪气渐盛，最终出现正不胜邪、正虚邪陷的局面，并因气血耗伤，阴阳俱虚，可合并积聚、臌胀，或出现发热、黄疸、大量便血、昏迷等危重之症，应中西医结合救治。

由于本病起病较为隐匿，早期症状不明显，因此患者就诊时大部分已属中晚期。虽经中西医结合治疗，但因邪陷太深，导致正不胜邪，正虚邪实，预后不良。

九、预防与调摄

避免不良精神因素的刺激；改变不良的饮食结构、饮食习惯，如控制脂肪摄入，增加膳食纤维；积极治疗慢性肠道疾病，痔疾、便血患者定期做直肠指诊；养成定时排便的习惯，注意排便习惯和粪便性状的改变等，有助于大肠癌的预防和早期发现。同时，应帮助患者树立战胜疾病的信心，使其做到情绪乐观、起居有节、饮食富于营养而易于消化。术后和放、化疗后的患者，津、气、血不足，以患者身体一般状况为基础，以辨证用药为治疗原则，适当给予补中益气汤、生脉饮、复方阿胶浆等补益类中成药，有助于患者的康复。康复期患者，可多食用红枣汤、莲心粥等食品，以养胃、生津、补血，从而加快治疗后的恢复。

十、现代治疗方法概述

（一）手术治疗

手术切除是治疗大肠癌的主要方法，由于术后辅助化疗能提高大肠癌患者的生存率，术后放疗能降低局部复发率，因此大肠癌的治疗强调以手术为主的综合治疗。手术治疗的原则是尽量根治，保护盆腔自主神经，保存性功能、排尿功能和排便功能，提高生存质量。手术方法如下。

右半结肠切除术适用于盲肠、升结肠及结肠肝曲部的癌肿。左半结肠切除术适用于降结肠、结肠脾曲部癌肿。横结肠切除术适用于横结肠癌肿。乙状结肠癌肿除切除乙状结肠外，还应做降结肠切除或部分直肠切除。伴有肠梗阻的手术原则为如患者情况允许，可做一期切除吻合；如患者情况差，可先做结肠造口术，待病情好转后行二期根治性切除术。不能做根治术的手术原则是当肿瘤浸润广泛，或与周围组织、脏器固定不能切除时，肠管已梗阻或可能梗阻，既可做短路手术，也可做结肠造口术。当远处脏器转移而局部肿瘤尚允许切除时，可用局部姑息切除，以解除梗阻、慢性失血、感染中毒等症状。

（二）化学药物治疗

化学药物治疗主要用于术前、术中及术后的辅助治疗。常用的药物是5-FU及其衍生物。近年来，大肠癌化疗研究进展很快，奥沙利铂、卡培他滨、伊立替康（CPT-11）等经临床验证疗效较好。奥沙利铂是第三代铂类抗癌药，与5-FU合用有明显的协同作用。目前，大肠癌常用的化疗方案是以5-FU为基础的联合化疗，如FOLFOX、FOLFIRI、CapeOX等。

（三）放射治疗

大肠癌绝大部分为腺癌，对放射线敏感性低，故治疗以手术为主，放疗为辅助。直肠癌的放疗按目的可分为根治性放疗、辅助性放疗和姑息性放疗三部分。

（四）介入治疗

介入放射学由马戈利斯（Margolis）于1967年首先提出，其意为在放射诊断学的基础上，引入治疗性干预措施。20世纪70年代，介入治疗开始应用于恶性肿瘤的动脉药物灌注化疗和（或）肿瘤动脉栓塞治疗，它拓宽了恶性肿瘤，尤其是中晚期恶性肿瘤的治疗范围，改善了肿瘤预后。大肠癌的介入放射学治疗方法主要有3种即经皮经腔选择性动脉区域灌注化疗、经皮经腔选择性动脉栓塞治疗和经皮直接穿刺瘤灶内注药治疗。

（五）靶向治疗

随着肿瘤发展过程中分子通路和生物进程机制的不断明了，靶向治疗药物开始出现并应用于临床。目前，批准用于大肠癌临床治疗的靶向药物主要有贝伐珠单抗、西妥昔单抗、帕尼单抗、瑞戈非尼等。其中，贝伐珠单抗已被推荐应用于一线大肠癌患者的治疗。

十一、医论辑要

《圣济总录》记载："症瘕癖结者，积聚之异名也。"《灵枢·五变篇》记载："人之善病肠中积聚者，何以候之？少俞答曰：皮肤薄而不泽，肉不坚而淖泽，如此则肠胃恶，恶则邪气留止，积聚乃伤脾胃之间寒温不次，邪气稍至。"大肠癌的发生以正气虚损为内因，以邪毒入侵为外因，两者相互影响，正气虚损，易招致邪毒入侵，更伤正气，且正气既虚，无力抗邪，致邪气留恋，气、瘀、毒留滞大肠，壅蓄不散，大肠传导失司，日久则积生于内，发为大肠癌。《严氏济生方》记载："大便下血，血清而色鲜者，肠风也；浊而色暗者，脏毒也。"《外科大成》载："脏痈疽，肛门肿如馒头，两边合紧，外坚而内溃，脓水常流，引终身之疾，治之无益。"《灵枢·水胀篇》中记有"肠覃……寒气客于肠外，与卫气相搏，气不得荣，因有所系，癖而内著，恶气乃起，息肉乃生"，亦认为"肠覃、息肉"乃因寒邪侵入，与卫气相搏，气机郁遏，气血不能正常流通，"癖而内著"所致。《诸病源候论》中记有"症者，由寒温失节，致脏腑之气虚弱，而饮食不消，聚结在内……生长块段，盘牢不移动者，是症也……若积引岁月，人即柴瘦，腹转大，遂致死"，认为因反复寒温失节，导致脏腑之气虚弱，进而饮食不消、聚结在内，最终导致"症瘕"形成，并指出其预后"人柴瘦、腹转大"而死，与肿瘤晚期恶病质体征十分相似。金代窦汉卿《疮疡经验全书》中指出"脏毒者，其大肠尽头是脏头……毒者其势凶恶也"，故得此名，其症状为"肛门肿痛，大便坚硬则殊痛，其旁小者如贯珠，大者如李核，煎寒作热，疼痛难安，势盛肿胀，翻行虚浮"。明代《外科正宗》中载"蕴毒结于脏腑，火热流注肛门，结而为肿，其患痛连小腹，肛门坠重……无奈饮食不餐，作渴之甚，凡此未得见其生"，指出其预后极差。

第三节 肝癌

原发性肝癌简称肝癌，是我国常见的恶性肿瘤。其症状在早期很不明显，等病情发展到一定程度才逐渐产生腹部疼痛、腹部包块、食欲下降、疲乏无力、日渐消瘦等表现，给早期诊断带来非常大的困难。导致肝癌的主要危险因素包括乙型肝炎病毒感染、长期接触黄曲霉毒素、饮水污染、酒精性肝硬化等。肝癌高发于亚洲和非洲东南部地区，我国是肝癌的高发区。2010年，卫生部（现国家卫健委）统计结果显示，肝癌居我国恶性肿瘤死亡原因的第二位，仅次于肺癌。

一、病名病状

在中医学文献中，无原发性肝癌病名，但根据其临床表现，相当于中医学"积聚""肝积""肥气""息贲""症瘕""臌胀""癖黄""痞气""脾积""肝壅"等病的范畴。"积聚"之名，首见于《灵枢·五变篇》，载："人之善病肠中积聚者……皮肤薄而不泽，肉不坚而淖泽。如此，则肠胃恶，恶则邪气留止，积聚乃伤脾胃之间。"《医学原理》之中也有概言："积聚者乃症瘕、肠覃、伏梁、肥气、痞气、息贲、奔豚等症之总名也。"总的来说，肝癌中医病名当归属于"积聚"范畴。另外，《黄帝内经》所记载的"肥气""积聚""臌胀""胁痛""黄疸"等都是对肝癌相似症状较早的称谓。《诸病源候论》中记载："诊得肝积脉，弦而细，两胁下痛，邪走心下，足胫寒，胁痛引小腹……身无膏泽，喜转筋，爪甲枯黑，春瘥秋剧，色青也。"《外台秘要》记载："腹中有物坚如石，痛如刺，昼夜啼呼，不疗之，百日死方。"《灵枢·刺节真邪篇》中记载："已有所结，气归之，津液留之，邪气中之，凝结日以易甚，连以聚居，为昔瘤。"这说明肝癌为有形结块聚于胁下所致，病理与痰湿、癌毒有密切关系，对后世的研究与发展有重要意义。

二、病因病机

（一）病因

1. 感受外邪

正气不足，外邪侵袭。时行疫毒之邪，由表入里，或直中脾胃，使肝脾功能失调，邪毒蕴结于经络脏腑，引起气血瘀滞、痰湿凝聚等病理改变，日久不愈而成积证。如《灵枢》载："四时八风之客于经络之中，为瘤病者也。""积之始生，得寒乃生，厥乃成积也。"

2. 情志郁结

情致失调，气滞血瘀。肝主疏泄，性喜调达，若为情志所伤，精神抑郁，肝失调达，则肝气郁结；或因肝病乘脾，以致肝郁脾滞，运化失司，津液不得输布，积聚成痰，久而引起脏腑失和，气血逆乱，瘀阻不通，最终形成气滞、血瘀、痰凝。如《灵枢·百病始生》载："内伤于忧怒则气上逆，气上逆则六输不通……凝血蕴里而不散，津液涩渗，著而不去，则积皆成矣。"

3. 饮食不调

酒食所伤，痰湿内生。嗜酒成癖或饮食不节，反复摄纳霉变污浊饮食物等，致脾胃受损，邪毒内阻，久而瘀毒结聚、痰浊留滞，蕴积而发为肝癌。《诸病源候论》载："人之积聚症瘕，皆由饮食不节，脏腑虚弱而生，久则成形。"另有《卫生宝鉴》记载："凡人脾胃虚弱或饮食过常，或生冷过度，不能克化，致成积聚结块。"

4. 正气虚弱

先天不足，禀赋薄弱或后天失养，正气亏虚，不能抵御外邪侵袭；或他病日久，耗伤正气，致阴阳失调，气血逆乱，脏腑功能紊乱，不能健运，水湿停聚而生痰蕴浊，正虚不易抗邪、不耐抗邪，成为肝癌发病的重要原因。《医宗必读》载："积之成也，正气不足，而后邪气踞之。"

（二）病机

1. 发病

肝癌早期症状多不明显，随病情发展逐渐有腹部疼痛、腹部包块、食欲下降、疲乏无力、日渐消瘦、黄疸等表现，且多数伴有慢性肝炎、肝硬化等病史。

2. 病位

病变部位主要在肝，但因肝与胆相表里，肝与脾有密切的五行生克制化关系。脾与胃相表里，肝肾同源，且脾为气血生化之源，胃为五脏之本，肾主髓，藏元阴元阳，故肝癌的发生发展与胆、脾、胃、肾关系较为密切。

3. 病性

肝癌的病理性质多属本虚标实，因虚而得病。因虚而致实，是一种全身属虚、局部属实的疾病。其基本病理变化为气滞、血瘀、痰浊、湿聚、热毒、正气内虚等互结，初期以邪实为主，中期虚实夹杂，晚期因癌瘤耗伤人体气血津液，故以虚证为主。邪实主要为气滞、血瘀、痰浊、湿聚、热毒等，虚证主要为气血亏虚、阴阳两虚等。

4. 病势

肝癌初起症状不明显，症状逐渐出现缓慢加剧，按病程可分为早期、中期、晚期。早期症状较轻，不易发现；待临床症状明显，出现右胁疼痛、腹部结块、腹胀大、黄疸、食欲缺乏、乏力、消瘦等症状时，大多已进入中期；晚期患者由于邪毒炽盛，气血亏虚，肝、脾、胃、肾功能衰竭，因此出现黄疸持续加重、神识不明、肢体偏枯等表现，甚至合并臌胀、血证、昏迷等，延为不治。

5. 病机转化

肝癌病机演变以肝脏本脏自病为基础，以肝失疏泄为基本病机。肝失疏泄则气血运行滞涩，可致气滞、血瘀，出现胁痛、肝大；肝失疏泄则胆汁分泌、排泄失常，出现黄疸、食欲缺乏；肝失疏泄则气机不畅，影响脾胃之气的升降，脾胃功能失常，气血生化乏源，而见食欲缺乏、乏力、消瘦；肝失疏泄则气血运行不畅，影响肺、脾、肾通调水道的功能，则水液代谢失常，出现腹胀大、水肿。日久则由肝病及脾、肾，肝不藏血，脾不统血而合并血证；邪毒炽盛，蒙蔽心包而合并昏迷；肝、脾、胃、肾四脏受病而转为臌胀；最终正气无以抗邪，脏腑功能衰竭，疾病进入最终阶段，以致阴阳离决。

总之，肝癌是由正气不足，外邪乘虚侵袭，邪滞于肝，或因情志郁结、饮食不调、先天不足、后天失养，导致脏腑功能失调，肝失疏泄，气机不利，气滞血瘀，肝郁乘脾，脾虚湿聚，痰湿内生，湿热结毒，从而使气、血、湿、热、瘀、毒互结而成。肝癌主要病位在肝，且与胆、脾、胃、肾有关。故肝癌病情演变复杂，多属本虚标实、虚实夹杂之疾病。

三、临床表现

原发性肝癌起病隐匿，早期无明显特异症状，一待出现症状大多已进入中晚期。其中，右胁疼痛、腹部结块、腹胀大、黄疸、食欲缺乏、乏力、消瘦是其主要的临床表现。

（一）肝区疼痛

肝区疼痛即右胁（肝区）疼痛，是中晚期肝癌常见的症状，呈间歇性或持续性发生，表现为钝痛或胀痛，有时可痛引右侧肩背、右腰。突然发生的剧烈腹痛和腹膜刺激征提示癌肿破溃。

（二）腹部结块

右胁部进行性肝大为常见的特征性体征之一。肝质地坚硬，表面凹凸不平，有大小不等的结节或巨块，边缘圆钝，有不同程度的压痛，合并有肝硬化与门静脉高压的患者，还可出现左胁部脾大。

（三）腹胀大

腹胀大见于中晚期合并肝硬化、门静脉高压等引起的腹水患者。腹水一般呈淡黄色，如肝脏肿瘤破裂者，为血性腹水，患者往往有突发性肝区疼痛、血压下降、出冷汗等病史，予诊断性腹腔穿刺术可明确诊断，腹水中可找到癌细胞。

（四）黄疸

黄疸是中晚期肝癌的常见体征，既可因肝细胞损伤引起，也可因肿瘤侵犯肝内胆管或肝门淋巴结肿大压迫胆道梗阻所致。肝损伤引起黄疸，经保肝治疗，黄疸可以得到部分缓解，而阻塞性黄疸，予保肝退黄治疗，对消退黄疸无效，且黄疸呈进行性加重。

（五）消瘦乏力

肝癌早期即可见乏力，中晚期则逐渐消瘦，伴有消化功能障碍，营养吸收受阻，肝功能受损，胃纳减退，恶心、呕吐、消化不良、腹胀、腹泻。随着病情发展，晚期少数患者可呈恶病质状。

四、诊断与分期

（一）诊断

（1）无肝癌其他证据，AFP大于400 μg/L持续1个月，或大于等于200 μg/L持续2个月，并可排除妊娠和生殖腺胚胎癌、无肝病活动证据者。

（2）AFP小于400 μg/L，有肝癌临床表现，能排除妊娠、生殖系胚胎源性肿瘤、活动性肝病及转移性肝癌，并有两种影像学检查有肝癌特征的占位性病变或有两种肝癌标志物（ALP、γ-GT、AFU、DCP、CA19-9等）阳性及一种影像学检查显示肝癌特征的占位性病变者。

（3）有肝癌的临床表现，并有肯定的肝外转移病灶（包括肉眼可见的血性腹水或在其中发现癌细胞）且能排除转移性肝癌者。

（4）细胞学检查可通过细针穿刺或腹水脱落细胞学检查来做出诊断。

（5）组织病理学检查可通过肝脏穿刺活检、腹腔镜探查、转移灶活检等手段取得病理组织来做出诊断。

肝癌早期缺乏特异性症状，除普查外难以发现，待查出肝区疼痛、腹块、腹胀、消瘦、黄疸等症状时，则多属中晚期，90%的患者已失去手术可能。肿瘤标志物甲胎蛋白（AFP）检测，阳性率为60%。超声显像、CT、MRI、肝动脉造影及PET等检查对定位、定性有极大的帮助。

（二）分期

肝癌的分期如表4-3所示。

表4-3 肝癌的分期

临床TNM分类	T原发肿瘤	T_X	原发肿瘤无法评价
		T_0	无原发肿瘤证据
		T_{1a}	孤立肿瘤最大径≤2cm
		T_{1b}	孤立肿瘤最大径>2cm，无血管侵犯
		T_2	孤立肿瘤最大径>2cm，有血管受侵或多发肿瘤最大径≤5cm
		T_3	多发肿瘤至少有一个最大径>5cm
		T_4	任何大小的孤立或多发肿瘤，肿瘤侵及门静脉或肝静脉主干；肿瘤直接侵犯除胆囊外的邻近器官或穿透脏腹膜
	N淋巴结	N_X	区域淋巴结无法评价
		N_0	无区域淋巴结转移
		N_1	区域淋巴结转移
	M远处转移	M_X	远处转移无法评价
		M_0	无远处转移
		M_1	有远处转移
TNM分期	Ⅰ期	Ⅰ A期	T_{1a}；N_0；M_0
		Ⅰ B期	T_{1b}；N_0；M_0
	Ⅱ期	Ⅱ A期	T_2；N_0；M_0
	Ⅲ期	Ⅲ A期	T_3；N_0；M_0
		Ⅲ B期	T_4；N_0；M_0
	Ⅳ期	Ⅳ A期	任何T；N_1；M_0
		Ⅳ B期	任何T；任何N；M_1

五、鉴别诊断

（一）黄疸

黄疸以目黄、身黄、小便黄为主症，主要病机为湿浊阻滞，胆液不循常道外溢而发黄。起病有急缓，病程有长短，黄疸色泽有明暗，以利湿、解毒为治疗原则。肝癌以右胁疼痛、肝脏进行性肿大、质地坚硬、腹胀大、乏力、形体逐渐消瘦为特征，中晚期可伴有黄疸。此时，黄疸仅视为一个症状而不是独立的病种，以扶正（补益气血）祛邪（疏肝理气、活血化瘀、清热利湿、泻火解毒、消积散结等）、标本兼顾为治疗原则，并需结合中西医抗肝癌治疗。此外，结合血清总胆红素、尿胆红素、直接胆红素测定及血清谷丙转氨酶、甲胎蛋白、肝区B超、CT扫描等以明确诊断。

（二）臌胀

肝癌失治，晚期伴有腹水的患者可有腹胀大、皮色苍黄、脉络暴露的症状，属于臌胀的一种特殊类型。肝癌所致之臌胀，病情危重，预后不良，在臌胀辨证论治的基础上，需结合中西医抗肝癌治疗。可结合实验室检查明确诊断，协助治疗。

（三）胁痛

胁痛是以一侧或两侧胁肋部疼痛为主要表现，其病机关键或在气，或在血，或气血同病。肝癌虽也有胁痛，但只是一个症状，且以右胁为主，常伴有坚硬、增大之肿块，食欲缺乏及乏力，形体明显消瘦，病证危重。可结合实验室检查以鉴别。

六、辨证论治

由于肝癌发病后，病情进展迅速，病情重，因此准确地辨证分型至关重要。肝癌在辨证要点上首先分标本虚实，其次辨病程阶段，最后辨病邪的性质，分清气滞、血瘀、痰浊、湿聚、热毒的不同。在辨证的基础上针对肝癌患者以气血亏虚为本，气血、湿热、瘀毒互结为标的虚实错杂的病机特点，扶正祛邪，标本兼治，同时注意结合病程、患者的全身状况，处理好"正"与"邪"、"攻"与"补"的关系。攻补适宜，以恢复肝主疏泄之功能，则气血运行流畅，湿热瘀毒之邪有出路，从而减轻和缓解病情。

（一）肝气郁结证

1. 主证

右胁部胀痛，右胁下肿块，胸闷不舒，善太息，纳呆食少，时有腹泻，月经不调，舌苔薄腻，脉弦。

2. 病机分析

肝气不疏，气机郁结，气聚血结，日久则形成胁下积聚肿块，右胁胀痛；肝失疏泄，气机郁结，久郁不解，失其柔顺舒畅之性，则情志抑郁，胸闷不舒，善太息；肝气郁结，气机阻滞，伤及脾胃，造成脾气不升，胃气不降，故见纳呆食少，时有腹泻；气病及血，冲任不调，故见月经不调；舌脉均为佐证。

3. 治法

疏肝健脾，活血化瘀。

4. 方药

柴胡疏肝散加减。柴胡、芍药、枳壳、炙甘草、陈皮、川芎、香附。

5. 加减

方中柴胡、枳壳、香附、陈皮疏肝理气；川芎活血化瘀；白芍、甘草平肝缓急。疼痛较明显者，加郁金、延胡索以活血定痛；已出现胁下肿块者，加莪术、桃仁、半夏、浙贝母等破血逐瘀，软坚散结；纳呆食少者，加党参、白术、薏苡仁、神曲等开胃健脾。

（二）气滞血瘀证

1. 主证

右胁疼痛较剧，如锥如刺，入夜更甚，甚至痛引肩背，右胁下结块较大，质硬拒按，或同时见左胁下肿块，面色萎黄而暗，倦怠乏力，脘腹胀满，甚至腹胀大，皮色苍黄，脉络暴露，食欲不振，大便溏结不调，月经不调，舌质紫暗有瘀斑，脉弦涩。

2. 病机分析

肝主疏泄而藏血，气为血之帅，肝郁气滞，日久不解，必致瘀血内停，故渐成胁下痞块，刺痛拒按，甚至痛引肩背；气滞血瘀影响脾胃之气的升降，则脾胃功能失常，气血生化乏源，而见食欲缺乏、乏力、大便溏稀；肝失疏泄，气血运行不畅，影响肺、脾、肾通调水道的功能，则水液代谢失常，出现脘腹胀满；肝主藏血，为妇女经血之源，肝血瘀滞，瘀血停滞，积于血海，阻碍经血下行，经血不畅则致经闭、痛经、月经不调；舌脉均为佐证。

3. 治法

行气活血，化瘀消积。

4. 方药

复元活血汤加减。柴胡、天花粉、当归、红花、甘草、穿山甲、大黄、桃仁。

5. 加减

方中桃仁、红花、大黄活血祛瘀；天花粉消扑损瘀血；当归活血补血；柴胡行气疏肝；穿山甲疏通肝络；甘草缓急止痛。酌加三棱、莪术、延胡索、郁金、水蛭、土鳖虫等以增强活血定痛、化瘀消积之力；或配用鳖甲煎丸或大黄䗪虫丸，以消症化积；若转为臌胀之腹胀大、皮色苍黄、脉络暴露者，加甘遂、大戟、芫花攻逐水饮，或改用调营饮活血化瘀，行气利水。

（三）湿热聚毒证

1. 主证

右胁疼痛，甚至痛引肩背，右胁部结块，身黄目黄，口干口苦，心烦易怒，食少厌油，腹胀满，便干溲赤，舌质红、苔黄腻，脉弦滑或滑数。

2. 病机分析

湿热结毒，形成肝积，肝失疏泄，故见右胁肿块、疼痛；肝具有调节情志的功能，湿热壅盛，气滞肝郁，故见情志不遂，心烦易怒；湿热停滞于胆，湿热交蒸，胆汁不循肠道而外溢，出现身黄目黄；湿热邪盛，热耗津液，则见口干口苦；阳明热盛，腑气不通，则见便干溲赤；舌脉均为佐证。

3. 治法

清热利胆，泻火解毒。

4. 方药

茵陈蒿汤加减。茵陈、栀子、大黄。

5. 加减

方中茵陈、栀子、大黄清热除湿，利胆退黄，加白花蛇舌草、黄芩、蒲公英清热泻火解毒；疼痛明显者，加柴胡、香附、延胡索疏肝理气，活血止痛。

（四）肝阴亏虚证

1. 主证

胁肋疼痛，胁下结块，质硬拒按，五心烦热，潮热盗汗，头昏目眩，食欲缺乏，腹胀大，甚则呕血、便血、皮下出血，舌红少苔，脉细而数。

2. 病机分析

肝郁日久化热，或湿热久蕴伤阴，或病久体虚阴亏，导致精血亏损，肝络失养，气机不畅，故见胁肋疼痛，胁下结块；阴液不足，虚火上炎，故见五心烦热，潮热盗汗；肝阴亏虚，虚风内动，故见头昏目眩；肝阴亏虚，肺、脾、肾通调水道的功能失司，水液代谢失常，故见腹胀大；肝病及脾、肾，肝不藏血，脾不统血而合并血证，故见呕血、便血、皮下出血；舌脉均为佐证。

3. 治法

养血柔肝，凉血解毒。

4. 方药

一贯煎加减。北沙参、麦冬、当归身、生地黄、枸杞子、川楝子。

5. 加减

方中以生地黄、当归身、枸杞子滋养肝肾阴血；北沙参、麦冬滋养肺胃之阴；川楝子疏肝解郁。出血者，加仙鹤草、白茅根、牡丹皮清热凉血止血；出现黄疸者，合茵陈蒿汤清热利胆退黄。

七、常用中成药及验方

（一）中成药

1. 肝复乐胶囊

健脾理气，化瘀软坚，清热解毒。适用于肝瘀脾虚证。口服，每次6粒，每日3次。

2. 慈丹胶囊

化瘀解毒，消肿散结，益气养血。适用于气滞血瘀、肝阴亏虚证。口服，每次5粒，每日4次。

3. 鸦胆子油软胶囊

清热解毒抗癌。适用于癌毒内蕴证。口服，每次4粒，每日2～3次。

4. 复方斑蝥胶囊

破血消瘀，攻毒蚀疮。适用于气滞血瘀证。口服，每粒0.25 g，每次3粒，每日2次。

（二）验方

1. 小金丹

白胶香4.5 g，草乌45 g，五灵脂45 g，地龙45 g，制木鳖45 g，制没药24 g，制乳香24 g，当归身24 g，麝香3 g，陈墨4 g。

用法：共为细末，以糯米30 g煮稠糊，后将诸药末混入搅拌，捣捶作丸如黄豆大，晒干；每日取药1粒，研碎，浸化在一小杯酒中，1～2个小时后以陈酒送下。

适应证：肝癌。气滞血瘀者。

2. 下瘀血汤

大黄27 g，桃仁20枚，土鳖虫20枚（熬，去足）。

用法：上药三味为末，炼蜜和为4丸。以酒200 mL，煎1丸，取160 mL，顿服之。

适应证：肝癌。瘀血阻滞者。

3. 大黄䗪虫丸

熟大黄300 g，土鳖虫（炒）30 g，水蛭（制）60 g，虻虫（去翅足，炒）45 g，蛴螬（炒）45 g，干漆（煅）30 g，桃仁120 g，苦杏仁（炒）120 g，黄芩60 g，地黄300 g，白芍120 g，甘草90 g。

用法：口服，水蜜丸每次3 g，小蜜丸每次3～6丸，大蜜丸每次1～2丸，每日1～2次。

适应证：肝癌。瘀血内停、肝阴亏虚者。

八、转归预后

肝癌初起以气滞、血瘀、痰浊、湿聚、热毒等邪实之证为主，日久则肝失疏泄、脾失运化与统摄、肾失温煦与滋养，正虚邪盛，正不胜邪，既而出现肝进行性肿大、疼痛剧烈，并可合并黄疸、血证、昏迷等危重证候，也可转为臌胀等难治之症。

本病自然病程约1年，病势凶险，早期手术根治结合中西医综合治疗，部分患者尚可得到改善，中晚期肝癌患者预后差，为消化道恶性肿瘤中病死率较高的一种。近年来，开展中西医结合疗法，对提高疗效，改善患者的预后有一定作用。

九、预防与调摄

积极防治病毒性肝炎，对降低肝癌发病率有重要意义；防止致癌物质如黄曲霉毒素、不洁饮用水等侵入人体；加强肝癌的普查工作也是早期发现肝癌的重要方法，及时做到早期发现、早期诊断和早期治疗；养成良好的生活习惯、饮食习惯，戒烟戒酒，禁腌炸食物，适当参加锻炼。

调摄的目的在于提高生存率，延长生存期，改善生存质量。其重点在于注意患者全身状态的变化，如体重、皮肤改变、精神状态等。饮食应富于营养且为易消化的食物，禁生冷油腻及硬性食物，禁用损伤肝肾功能及对胃肠道有刺激性的食物和药物。加强心理调摄，保持心情愉快，起居有节，树立战胜疾病的信心，积极配合治疗。病情危重者，加强护理，密切观察生命体征。

十、现代治疗方法概述

（一）综合治疗

Ⅰ期：尽可能手术切除，因故不能切除者可行肝移植或局部非切除手术疗法。术后酌情加辅助治疗。

Ⅱ期：手术（切除或非切除）和（或）放疗、动脉内给药等综合治疗。

Ⅲ期：以生物靶向或中医药物治疗为主，蔡尔德-皮尤改良评分（CTP评分）分级A～B级可行全身化疗。

（二）手术治疗

手术治疗被认为是肝癌治疗的首选方法和主要措施，术后1年、3年、5年生存率分别为80%～92%、61%～86%和41%～75%。但我国85%的肝癌患者多合并慢性肝炎和肝硬化，导致肝功能代偿能力差，肿瘤切除率仅为10%～40%，且术后有50%左右的患者复发。肝移植是另一种可治愈肝癌的手段，因肝硬化而不能切除的小肝癌，如单个肿瘤直径大小在2～5 cm或多个肿瘤直径之和小于3 cm者，可选择肝移植，术后5年生存率可为78%～80%。因其严格的适应证及供肝的困难，并且术后需长期应用免疫抑制剂等因素，故难以推广应用。对于肿瘤偏大而不能切除者而言，可先使用局部治疗，待肿瘤缩小后争取Ⅱ期切除，5年生存率可为30%～50%。总的来说，治疗肝癌的主要手段仍然是手术治疗。无论是对于小肝癌、大肝癌还是肝癌晚期患者，手术治疗是首选，能够去除病灶，使患者的生命明显延长，生活质量得以提高，但术后复发转移仍是影响手术疗效的最大因素。

（三）经导管动脉栓塞化疗

经导管动脉栓塞化疗（transcatheter arterial chemoembolization, TACE）是不能手术切除的中晚期肝癌患者的首选和最有效的治疗方法，3年生存率可达50%。对于肝功能保存完好、无血管浸润和肝外扩散的无症状的肝内多发结节的患者而言，TACE被推荐为一线治疗方案。另外，TACE也可作为肝切除术前辅助治疗手段，不仅可以缩小肿瘤，而且可明确病灶数目；也可用于术后或肝移植后的辅助治疗，或与射频消融等非手术疗法联合应用，其有效率大为提高，患者生存期得到延长。TACE常用的单药认为是ADM或EPI，联合有DDP＋ADM、EPI＋MMC＋5-Fu、EPI＋HCPT等方案。目前，常用的栓塞剂包括超液化碘油、吸收性明胶海绵及海藻微球等。TACE联合索拉非尼更是可能成为肝癌患者综合治疗的新模式。TACE治疗的时间间隔应根据复查结果而定。进行首次TACE治疗后4～6周，复查肝脏用CT或MRI等，如果病灶碘油沉积良好，肿瘤坏死明显且无新发病灶，可暂时不再继续TACE。但是，当患者伴有严重肝肾损伤、肝外扩散及门静脉阻塞时，则不宜行TACE。

（四）放射治疗

正常肝脏细胞对放射线较为敏感，而肝癌细胞则有一定敏感性，放射剂量需大于4000 cGy才可能得到较好的局部控制。近年来，放射技术不断得到改进，如采用X刀、适形及调强等方法，可取得较好的近期效果。肿瘤内植入放射性粒子是近距离治疗的一种方式。将放射性粒子植入肿瘤组织内或受肿瘤侵犯的管腔（门静脉、下腔静脉或胆道）内，放射性粒子可持续产生低能射线，从而最大限度杀伤肿瘤细胞。

近年来，射频消融、无水乙醇局部注射、微波固化、激光消融等疗法已广泛用于临床，可起到控制局部肿瘤、缓解症状等作用，但仅对肿瘤小于5 cm的肝癌疗效较好，5年生存率为50%～70%，可作为不能进行手术切除的小肝癌的治疗选择。

（五）药物疗法

尽管多数临床常用的抗肿瘤药物均曾适用于肝癌的治疗，但有效的药物并不多。较为常用的为氟尿嘧啶、阿霉素、顺铂、丝裂霉素，但它们的缓解率均在20%以下。近年来，一些用于肝癌治疗的新药也取得了一定的疗效，如卡培他滨单药有效率为13%、吉西他滨单药有效率为18%、伊立替康单药有效率为7%。联合化疗对肝癌的疗效有所提高，虽然尚不理想，但已有病例达完全缓解的报道。FOLFOX方案为晚期肝癌患者带来了较好的客观疗效、病情控制和生存获益，且安全性好。奥沙利铂加吉西他滨方案在晚期原发性肝癌的临床中广泛试用，一般认为其安全性高、不良反应较轻、患者易耐受，值得进一步临床观察。近年来，我国学者首次报道了含奥沙利铂方案可为肝癌晚期患者带来病情控制和生存获益，但总的来看，全身化疗对肝癌的疗效不理想。由于肝癌患者常有肝炎及肝硬化等肝病背景，因此只有在以下适应证时才考虑全身化疗：肝外转移，肝局部病变无法行手术、局部消融疗法或肝动脉内插管栓塞化疗，门静脉主干癌栓，一般情况卡诺夫斯凯评分（KPS）大于70分，肝功能指标总胆红素低于正常上限、白蛋白大于30 g/L、国际标准化比值（INR）小于1.4。另外，我国应用的三氧化二砷对治疗肝癌也有一定的姑息作用，可控制病情进展、改善患者生存质量、减轻癌痛和延长生存期，不良反应轻，患者的耐受性好。

（六）分子靶向治疗

分子靶向治疗是针对肿瘤细胞特有的受体、激酶、分子结构等特异靶点，通过直接或阻断信号通路来抑制细胞生长或促进凋亡，代表药物为索拉非尼、舒尼替尼、乐伐替尼、瑞戈非尼等。其作用机制为抑制肿瘤细胞增殖和肿瘤血管生成，被认为是多种酪氨酸激酶（包括血管内皮生长因子、血小板衍生生长因子、表皮生长因子与胰岛素样生长因子）受体的抑制剂。分子靶向药物能够延缓肝癌的进展，延长患者生存期，安全性较好，是全身治疗肝癌的新方向与新突破。

第四节　胰腺癌

胰腺癌是一种恶性程度高，诊断和治疗均极困难的恶性肿瘤，其发病率也在逐年增加。因胰腺癌诊断困难、侵袭性强且缺乏有效的系统治疗措施，故大多数患者在确诊时已属中晚期，常常失去了手术根治的机会，手术切除率在31%左右。即便是能行手术切除的患者，其5年生存率低于1%，至于未切除者，多数在半年内死亡，预后极差。

一、病名病状

中医学对胰腺癌病变的认识丰富而深刻，论述较广泛。例如，《难经》载："心之积名曰伏梁，起脐上，大如臂，上至心下。"即指心下有肿物，犹梁之横架于胸膈，甚则可以呕血。《外台秘要》载："心腹积聚久症癖，块大如杯碗，黄疸宿食，朝起呕吐，支满上气，时时腹胀，心下坚结，上来抢心，旁攻两胁，彻背连胸。""腹中疟气癖硬，两胁脐下硬如石，按之痛，腹满不下食。"《伤寒论》里的"结胸""膈痛""心痛"之类的疾病都可能包括胰腺癌的病变在内。《圣济总录》载："积气在腹中，久不瘥，牢固推之不移者，症也……按之其状如杯盘牢结，久不已，令人身瘦而腹大，至死不消。"后世医书《严氏济生方》指出伏梁的脉症为"诊其脉，沉而芤，其色赤，其病腹热面赤，咽干心烦，甚则吐血，令人食少肌瘦。"，这相当于晚期胰腺癌及其他消化系统恶性肿瘤晚期的临床表现。可见，本病归属于中医"脾积""积聚""黄疸""心积""伏梁"等范畴。

二、病因病机

（一）病因

本病病位在脾，凡外感六淫，内伤七情，饮食不节，均可伤脾生积，可将中医上的病因归纳为以下3点。

1. 外感湿毒

湿气通于脾，脾性恶湿，职司运化。外感湿毒，损伤脾气，脾运失司，水湿不化，郁而化热，湿热内蕴，酿毒结瘤。

2. 内伤忧思

脾居中州，为气机升降之枢纽。内伤忧思，抑郁伤脾，脾气郁结，升降失常，水津不运，血行不畅，津停为痰，血停而瘀，痰血阻脾，结聚成瘤。

3. 饮食失宜

饮食不节，内伤酒食，伤脾损胃，聚湿生痰，痰湿瘀血结聚于脾，日久不散，酿生癌瘤。

（二）病机

1. 发病

胰腺癌的早期症状多不明显，多数仅有厌食及体重减轻，腹痛为较早出现的症状。病变与肝、胆、脾功能失调相关。

2. 病位

胰头癌疼痛可偏于右上腹，胰体尾癌可偏于左上腹。多数医家将胰腺的生理功能归属于"脾胃"范畴，也有研究者根据胰腺的生理病理表现及三焦的生理、病理特点，将胰腺归属于"三焦"范畴。

3. 病性

本病发病过程中肝热脾湿、湿热相搏贯穿始终，早期以邪实为主，中期虚实并重，晚期正虚突出。

4. 病势

胰腺癌早期多不易发现，但其恶性程度高，进展迅速。

5. 病机转化

胰腺癌早期以实证为主，中晚期多为虚证或虚实夹杂证。

三、临床表现

胰腺癌早期往往无明显症状，最初仅表现为上腹部隐痛不适，易与其他消化系统疾病相混淆。出现明显腹背疼痛，甚至黄疸等症状时，病情一般发展到了中晚期。

（一）腹痛

上腹部不适及隐痛是胰腺癌常见的症状。肿瘤可以导致胰管或胆管的梗阻而使胰管或胆管内压力增高，或侵犯胰包膜导致腹痛或腹部不适。当肿瘤侵犯腹腔神经丛时，可出现持续剧烈的腰、背部疼痛，患者可因疼痛出现蜷曲位来缓解疼痛，且这样的疼痛以夜间明显。同时，肿瘤导致胰腺组织慢性炎症，也可能是引起疼痛的机制之一。腹痛部位定位不清，范围较广。典型部位是中上腹和左侧季肋部，可向背、前胸、右肩胛部放射。腹痛可表现为钝痛、重压痛、啃咬痛等，多呈持续性，可在饭后加重。

（二）黄疸

阻塞性黄疸是胰头癌的突出表现，发生率在90%以上，但并不是胰头癌的早期症状。早期胰体癌、胰体尾癌可无黄疸。肿瘤越接近壶腹部，黄疸出现越早。由于肿瘤生长，因此黄疸一般呈进行性加重，同时有尿色加深，呈浓茶或酱油色；大便颜色变浅，甚至呈陶土色的表现。巩膜、皮肤黄染可呈棕色或古铜色，伴瘙痒。梗阻严重时，可以在右侧肋下扪及肿大的胆囊。偶尔可以出现急性胆囊炎或急性胰腺炎表现。

（三）消化系统症状

肿瘤导致胰液、胆汁的排泄受阻，由此可引起一系列的消化系统症状，如食欲减退、消化不良、腹泻、便秘、恶心、呕吐等。食欲减退、消化不良加之肿瘤的消耗，患者可出现明显的消瘦。肿瘤也可侵犯十二指肠，导致消化道梗阻甚至出血。

（四）其他

胰腺癌确诊时大多为晚期，症状可出现明显的恶病质表现，如可扪及上腹部肿块、腹水征阳性、锁骨上淋巴结肿大、直肠指检可扪及盆腔转移病灶等，若有骨转移时可出现明显的骨痛感。

四、诊断与分期

（一）诊断

1. 体征

胰腺癌患者病变初期缺乏特异性体征，出现体征时多为进展期或晚期。黄疸为胰头癌患者常见体征，表现为全身皮肤黏膜黄染，大便颜色变白，小便发黄。可触及腹部肿块时，多为晚期，极少能行根治性手术切除。

2. 辅助检查

血生化检查早期无特异性生化改变，肿瘤阻塞性黄疸可引起血胆红素升高，伴有谷丙转氨酶、谷草转氨酶等酶学改变。胰腺癌患者中有40%可出现血糖升高和糖耐量异常的表现。

3. 肿瘤标志物检查

检查血CA19-9、CEA等升高对胰腺癌诊断有帮助价值。特别是CA19-9，它是一种黏蛋白型的糖类蛋白肿瘤标志物，为细胞膜上的糖脂质，因由鼠单克隆抗体116NS199识别而命名，CA19-9是迄今报道的对胰腺癌敏感性较高的标志物。CA19-9水平大于100 U/mL，诊断胰腺癌的准确率大于90%。

4. 影像学检查

（1）超声是诊断胰腺癌的首选方法。操作简便、价格便宜、无损伤、无放射性、可多轴面观察，并能较好地显示胰腺内部结构、胆道有无梗阻及梗阻部位、梗阻原因。局限性是视野小，受胃、肠道内气体，体型等影响，有时难以观察胰腺，特别是胰体尾部。检查者经验对结果影响较大。

（2）CT扫描是目前检查胰腺较好的无创性影像检查方法，主要用于胰腺癌的诊断和分期。平扫可显示病变的大小和部位，但不能准确定性诊断胰腺病变，显示肿瘤与周围结构的关系较差；增强扫描能够较好地显示胰腺肿物的大小、部位、形态、内部结构及与周围结构的关系，能够准确判断有无肝转移并显示肿大淋巴结。

（3）MRI 及磁共振胰胆管成像（magnetic resonance cholangiopancreatography，MRCP）不作为诊断胰腺癌的首选方法，但当患者对 CT 增强造影剂过敏时，可采用 MRI 代替 CT 扫描进行诊断和临床分期。另外，MRCP 对胆道有无梗阻及梗阻部位、梗阻原因的分析具有明显优势，且与内窥镜逆行性胆管胰管造影术（ERCP）、经皮穿刺肝胆道成像（PTC）相比安全性高。对于胰头癌检查而言，MRI 可作为 CT 扫描的有效补充。

（4）上消化道造影只能显示部分晚期胰腺癌对胃肠道压迫侵犯所造成的间接征象，无特异性，目前已被断面影像学检查所取代。

5. 腹腔镜检查

在胰腺癌的诊断和分期中，腹腔镜检查是一种有效的手段，它可以发现CT遗漏的腹膜种植转移与肝脏转移情况。对于勉强可切除的病变或预后因素较差者（如CA19-9显著升高、原发病灶大及胰体尾部癌等）而言，建议在有条件的医院进行腹腔镜检查并附加分期。

6. 病理诊断

术前可以进行ERCP胰管细胞刷片或活检、超声内镜或CT引导下经皮细针穿刺活检，以及术中切割针穿刺活检。一般不强求手术切除前必须获得恶性（阳性）的活检证据，但新辅助化疗或一线化疗前应有组织学诊断。

7. 现有诊断方法的选择

对临床上怀疑胰腺癌的患者和胰腺癌的高危人群，应首选无创性检查手段进行筛查，如B超、动态螺旋CT和血清学肿瘤标记物等。肿瘤标记物的联合检测并与影像学检查结果相结合，可提高阳性率，有助于胰腺癌鉴别和诊断。

（二）分期

胰腺癌的分期如表4-4所示。

表4-4　胰腺癌的分期表

TNM临床分类	T原发肿瘤
	T_x原发肿瘤不能测定 T_x原发肿瘤无法评估 T_0无原发肿瘤的证据 T_{is}原位癌 T_1肿瘤仅限于胰腺内，最大直径小于等于2 cm T_2肿瘤仅限于胰腺内，最大直径大于2 cm，但小于等于4 cm T_3肿瘤最大直径大于4 cm T_4肿瘤累及腹腔干和肠系膜上动脉，和（或）肝动脉，不论其大小
	N淋巴结
	N_x局部淋巴结情况无法评估 N_0无局部淋巴结转移 N_1有局部淋巴结转移
	M远处转移
	M_x远处转移情况无法评估 M_0无远处转移 M_1有远处转移
TNM分期	0期　　T_{is}；N_0；M_0 Ⅰa期　T_1；N_0；M_0 Ⅰb期　T_2；N_0；M_0 Ⅱa期　T_3；N_0；M_0 Ⅱb期　T_1；N_1；M_0 　　　　T_2；N_1；M_0 　　　　T_3；N1；M_0 Ⅲ期　　T_4；任何N；M_0 Ⅳ期　　任何T；任何N；M_1

五、鉴别诊断

（一）慢性胰腺炎

慢性胰腺炎是一种因反复发作的、渐进的广泛胰腺纤维化病变，它会导致胰管狭窄阻塞，胰液排出受阻，胰管扩张。本病主要表现为腹部疼痛、恶心、呕吐及发热，与胰腺癌均可有上腹部不适、消化不良、腹泻、食欲缺乏、体重下降等临床表现，二者鉴别困难。慢性胰腺炎发病缓慢，病史长，常反复发作，急性发作时可出现血尿淀粉酶升高的表现，且极少出现黄疸症状。CT检查可见胰腺轮廓不规整，结节样隆起，胰腺实质密度不均。慢性胰腺炎患者腹部平片和CT检查胰腺部位的钙化点有助于诊断。

（二）壶腹癌

壶腹癌发生在胆总管与胰管交会处，黄疸是常见的症状，肿瘤发生早期即可以出现黄疸。肿瘤坏死脱落，可出现间断性黄疸。十二指肠低张造影可显示十二指肠乳头部充盈缺损、黏膜破坏"双边征"。B超、MRI、CT、ERCP等检查可显示胰管和胆管扩张，胆道梗阻部位较低，出现双管征和壶腹部位病变。

（三）胰腺囊性肿瘤与胰腺癌

临床少见胰腺囊性肿瘤，一般多发生于女性患者。临床症状、影像学检查、治疗及预后均与胰腺癌不同。影像学是鉴别胰腺癌胰腺囊性肿瘤的重要手段，B超、CT可显示胰腺内囊性病变、囊腔规则，而胰腺癌只有中心坏死时才出现囊性病变，且囊腔不规则。

六、辨证论治

根据胰腺癌的临床表现，可参考"脾积""积聚"等证辨证论治。本病之病因、病机以气血痰湿互阻、湿热邪毒内攻、脾胃气阴两虚为特点，故其治则当行气活血化瘀散结以祛其邪，益气健脾养阴和胃以补其虚。

（一）脾虚湿滞证

1．主证

上腹部不适或疼痛，按之舒适，面浮色白，纳呆，消瘦，便溏，恶风自汗，口干不多饮，舌质淡、苔薄或薄腻，脉细或细弦。

2．病机分析

脾主运化，脾失健运，则湿浊内生。湿困脾胃，阻塞气机，胃失和降，则脘腹胀满，纳呆，甚则恶心、呕吐。湿邪下注大肠，则大便溏薄，甚则腹泻。"阳气者，养在精神"，今湿困脾阳，则倦怠乏力。

3．治法

健脾理气，抑瘤止痛。

4．方药

香砂六君子汤（《太平惠民和剂局方》）加减。党参、白术、茯苓、木香、砂仁、柴胡、陈皮、法半夏、预知子、生薏苡仁等。

5．加减

面黄肌瘦、胸满胁胀、小便闷赤者，酌加桑白皮、石膏、泽泻；腹痛拒按、冷汗淋漓者，酌加马钱子、蒲黄、五灵脂；疼痛剧烈者，酌加延胡索、赤芍、川楝子。

（二）湿热蕴结证

1．主证

上腹部胀满不适或胀痛，发热缠绵，口渴不喜饮，恶心、呕吐，或见黄疸，小便黄赤，口苦口臭，便溏味重，心中懊恼，舌红苔黄或腻，脉数。

2．病机分析

由于肝胆感受外邪，或过食肥甘，因此产生湿热，湿热交蒸，胆失疏泄，胆汁外溢肌肤，则面目身黄；湿热壅滞中焦，胃失和降而上逆，则恶心、呕吐；湿热滞中，则肝气失畅，肝经循行两胁，故胁肋疼痛；舌苔黄腻，均为湿热之证。

3．治法

清热利湿，抑瘤止痛。

4. 方药

三仁汤（《温病条辨》）合茵陈五苓散（《金匮要略方论》）加减。生薏苡仁、白豆蔻、杏仁、茵陈、炒山栀子、白术、猪苓、茯苓、泽泻、莪术等。

5. 加减

疼痛较重者，加制乳香、制没药；积块较硬者，加三棱、莪术、炮山甲；纳呆腹胀者，加鸡内金、大腹皮、莱菔子、白术；身目俱黄者，加茵陈、栀子、大黄；身热不退者，加金银花、连翘、白花蛇舌草；恶心呕吐者，加竹茹、陈皮。

（三）气血瘀滞证

1. 主证

上腹部疼痛，痛无休止，痛处固定，拒按，腹中痞块，脘腹胀满，恶心呕吐，食欲缺乏，面色晦暗，形体消瘦，舌质青紫、边有瘀斑、苔薄，脉弦细或涩。

2. 病机分析

气滞而血瘀与肝关系密切，血瘀而气滞则与心密切相关。气滞血瘀并见，可见胀满疼痛、瘀斑，以及积聚、症瘕等病证。若邪阻肺气，宣降失司，久则可致心气滞血瘀，而见心悸、胸痹、唇舌青紫等症。

3. 治法

理气止痛，软坚散结，消瘀抑瘤。

4. 方药

膈下逐瘀汤（《医林改错》）加减。延胡索、丹参、藤梨根、白芍、浙贝母、炙香附、桃仁、红花、枳壳、预知子、炮山甲、五灵脂、乌药、甘草等。

5. 加减

上腹胀满较甚者，加枳壳、厚朴；疼痛较重者，加制乳香、制没药；积块较硬者，加三棱、莪术；大便不通者，加大黄、火麻仁；食欲缺乏者，加鸡内金、炒山楂。

（四）气血两亏证

1. 主证

上腹隐痛，扪及包块，腹胀、食欲缺乏、消瘦，面色苍白，倦怠乏力，爪甲色淡，舌质淡或有瘀点及瘀斑、苔薄白，脉沉细。

2. 病机分析

气虚证与血虚证并见为诊断依据。面色苍白、倦怠乏力、脉弱等是气虚的主要表现；面色萎黄或淡白、舌淡、脉细等是血虚的主要表现。胰腺癌日久，耗伤正气，气血不足，舌淡、脉细皆为气血两亏之证。

3. 治法

益气养血，活血散结，抑瘤止痛。

4. 方药

十全大补汤（《太平惠民和剂局方》）加减。黄芪、党参、当归尾、熟地黄、茯苓、白芍、赤芍、川芎、延胡索、鸡血藤、重楼、炒白术、枸杞子、炮山甲、炙鳖甲等。

5. 加减

神倦怯寒、肢冷或下肢浮肿者，加桂枝、熟附子、薏苡仁；疼痛剧烈者，加延胡索、赤芍、川楝子；积块较硬者，加莪术、三棱、炮山甲。

（五）阴虚内热证

1. 主证

上腹胀痛，或隐痛不适，低热不退，口干不欲饮，神疲乏力，食欲缺乏，大便干结，小便黄，舌少津、苔光或少，脉细弱而数。

2. 病机分析

湿热交蒸，热毒内蕴，阴津受损，则烦热口干，低热盗汗；肝气失畅，故胁肋不舒或疼痛；舌红少苔或光剥、脉细均为阴津受损、亏耗之象。

3. 治法

滋阴生津，泻火散结，抑瘤止痛。

4. 方药

一贯煎合清凉甘露饮加减。生地黄、地骨皮、白花蛇舌草、焦神曲、枸杞子、知母、北沙参、麦冬、天花粉、甘草、土茯苓、制大黄芩。

5. 加减

腹胀、腹水者，可加大黄、枳实、半边莲；热重者，加金银花、连翘、白花蛇舌草；口渴多饮者，加生地黄、玄参、石斛、麦冬；呕血者，加茜草、仙鹤草、炒蒲黄。

七、常用中成药及验方

（一）中成药

1. 西黄丸

解毒散结，清热解毒，活血止痛，化痰散结。适用于热毒壅结证。口服，每次1粒，每日3次。

2. 肝复乐片

健脾理气，化瘀软坚，清热解毒。适用于肝瘀脾虚证。口服，每次6片，每日3次。

3. 金龙胶囊

破瘀散结，解郁通络。适用于血瘀郁结证。口服，每次4粒，每日3次。

4. 鳖甲煎丸

养阴清热，软坚散结，活血化瘀。适用于阴虚内热证。口服，每次3 g（约半瓶盖），每日2～3次。

5. 华蟾素注射液

清热解毒抗癌。适用于瘀毒内阻证。静脉滴注，每次30～50 mL，每日1次。

6. 鸦胆子油乳注射液

清热解毒抗癌。适用于癌毒内蕴证。静脉滴注，每次20～30 mL，每日1次。

（二）验方

1. 当归15 g，丹参30 g，赤芍15 g，莪术15 g，穿山甲15 g，茵陈30 g，生蒲黄15 g，五灵脂15 g，蜈蚣5条，土茯苓30 g，天花粉20 g。

用法：水煎服，每日1剂。

适应证：适用于胰腺癌。皮肤、巩膜黄染，黄如橘色，胁下隐痛，痛而不剧，时有恶心、呕吐者。

2. 当归15 g，赤芍15 g，莪术15 g，穿山甲20 g，土茯苓30 g，茵陈30 g，桃仁12 g，炒大黄20 g，柴胡10 g，五灵脂15 g，太子参15 g，生黄芪30 g，丹参30 g，麦冬10 g，预知子30 g。

用法：水煎服，每日1剂。

适应证：适用于胰腺癌。口苦、口干，纳呆，体质渐消，右上腹疼痛，疲乏无力者。

3. 人参6 g，生黄芪30 g，当归15 g，附子9 g，干姜6 g，丹参30 g，穿山甲15 g，赤芍15 g，莪术15 g，海藻15 g，生大黄10 g，黑山栀子10 g，白花蛇舌草30 g，半枝莲30 g，茵陈30 g。

用法：水煎服，每日1剂。

适应证：适用于胰腺癌。口干喜饮，水入则呕吐，呕吐黄绿色水，小便深黄量少，大便色白量少者。

4. 煅牡蛎30 g，海藻15 g，夏枯草15 g，海带12 g，漏芦12 g，白花蛇舌草30 g，铁树叶30 g，当归12 g，赤芍12 g，丹参18 g，党参15 g，白术12 g，茯苓15 g，川楝子9 g，郁金9 g。

用法：水煎服，每日1剂。

适应证：适用于胰腺癌。腹块巨大者。

八、转归预后

本病在临床上诊断较难，故应当充分注意。若出现无痛性黄疸、脂肪便及白色大便，有时伴发热、寒战、尿浑黄、上腹部肿物、下肢浮肿、移动性血栓静脉炎、剧烈性疼痛并向肩背部放射症状，当怀疑本病，应进一步检查确诊。胰腺癌的治疗比较困难，有些中药对胰腺癌有一定的作用，可以选择使用，但只有在中医辨证论治指导下，合理使用，才能最大限度地发挥治疗作用。本病预后较差，在症状出现后1年左右死亡，故当争取时间，尽早治疗，以延长生存期，提高生活质量。

九、预防与调摄

预防方面应保持环境清洁，防止空气感染。注意饮食卫生，多吃新鲜蔬菜，饮食清淡，控制高脂肪的摄入。戒烟，尽量少饮咖啡，少吃油炸食物。积极治疗慢性胰腺炎、慢性胆囊炎等，有肿块或假性囊肿者应早日切除。积极开展防癌普查，对有条件的40岁以上人群，定期做B超检查，以早期发现、早期诊断、早期治疗。对已发现的胰腺癌患者，应积极采取手术、化疗、放疗、免疫治疗、中医药治疗等手段，以延长生存期，提高生活质量。

调摄方面应做到以下5点。

（1）饮食护理：配合营养治疗，做好饮食调补，给予足够的热量、蛋白质、维生素等。

（2）心理护理：积极调动患者的主观能动性，正确对待疾病，保持乐观精神状态，忌忧思郁怒，戒紧张情绪，积极配合各种治疗。了解患者的心理状态，鼓励亲人、朋友参与，为患者增添乐趣，增强信心。

（3）围手术期护理：监测生命体征，采取适当体位，做好身体的清洁消毒，保持环境安静、整洁与温度适当，保证各种引流管通畅。

（4）疼痛护理：胰腺癌患者多伴有疼痛，且疼痛难忍，常影响进食和睡眠，故应在药物治疗的同时，注意体位的调整，预防褥疮的发生。

（5）化疗护理：对化疗患者的化疗护理要密切观察各种反应，如骨髓抑制、胃肠道反应、口腔黏膜溃疡、脱发、肝损伤、肾损伤等。输注药物时应准确，防止药液外漏，当出现药物外漏时，应及时处理。对白细胞计数下降严重者，应注意个人卫生，减少与外界的接触，预防感染的发生。

十、现代治疗方法概述

（一）外科治疗

胰头癌的首选根治性切除术式为胰十二指肠切除术。若考虑胰头癌延及胰管及胰内淋巴管向胰体尾部扩散，则可进行全胰十二指肠切除术。对胰体尾部癌的根治性切除术是指进行胰体尾部切除及脾脏切除。对于晚期胰腺癌患者来说，可根据病情及局部病变程度进行胆管减压引流术及胃空肠吻合术等姑息性手术。

（二）放射治疗

胰腺癌对放射治疗不敏感，因沿神经束扩散是胰腺癌的主要转移途径，受累的神经丛多位于腹腔动脉、肠系膜上动脉和腹主动脉周围，手术切除受累神经丛较困难，且若完全将其切除，术后将出现腹泻不止，导致患者营养障碍而死亡。故在术中放射治疗直接照射这些受累神经丛，可降低肿瘤局部复发率。在CT精确定位下，进行术前加术后体外照射，可延长生存期。临床多用^{60}Co治疗机或直接加速器产生射线，总量为40～60 Gy。

（三）化学药物治疗

胰腺癌对化疗药物不敏感，但化疗可延长生存期。常用的方案有FOLFIRI-NOX、吉西他滨＋白蛋白结合型紫杉醇（NCCN指南推荐方案）。单剂化疗敏感性不超过20%，而联合化疗的敏感性可达40%。因此，临床全身性化疗以联合化疗为主。除全身性化疗外，还可以采取区域性导向化疗、介入性化疗、腹腔化疗等。

（四）免疫治疗

免疫治疗是胰腺癌患者的新希望。通过免疫治疗，可增强机体的抗癌能力，有的则可直接杀灭癌细胞，与化疗、手术、放疗联合应用，能明显地提高患者的生活质量，延长生存期。目前，常用的药物有左旋咪唑（LMS）、干扰素（IFN）、单克隆抗体等。

（五）内分泌治疗

实验证实，胰腺细胞中有雌激素受体存在。上皮生长因子、胰岛素样生长因子、雌激素、缩胆囊素能刺激腺癌细胞的生长。胰腺癌的发生和发展与雌激素代谢之间可能有依赖关系，故有报道称，给晚期胰腺癌患者服用他莫昔芬后有抑制肿瘤细胞生长的作用，可延长患者生存期。

参 考 文 献

[1] 蔡定芳，董竞成．中国医药学教程[M]．上海：复旦大学出版社，2019．

[2] 吴春福．药学概论[M]．5版．北京：中国医药科技出版社，2020．

[3] 杨长青．医院药学[M]．2版．北京：中国医药科技出版社，2019．

[4] 姚文兵．生物技术制药概论[M]．4版．北京：中国医药科技出版社，2019．

[5] 陈红，徐亚维．生物制药工艺学[M]．成都：电子科技大学出版社，2018．

[6] 李焕德．临床药学[M]．2版．北京：中国医药科技出版社，2020．

[7] 韩淑兰．临床药学实践[M]．汕头：汕头大学出版社，2019．

[8] 邓庆华，苏湲淇．药学服务[M]．北京：中国医药科技出版社，2019．

[9] 栗慧玲，郭建平，王利霞，等．实用药学基础与临床应用[M]．哈尔滨：黑龙江科学技术出版社，2018．

[10] 张丽．新编临床药学理论与实践[M]．天津：天津科学技术出版社，2018．

[11] 阚全程．临床药学高级教程[M]．北京：中华医学电子音像出版社，2021．

[12] 杨世民，李华．药学概论[M]．2版．北京：科学出版社，2017．

[13] 胡昌华，周春阳．药学概论[M]．北京：科学出版社，2016．

[14] 韩桂华．消化内科疾病诊疗精粹[M]．北京：中国纺织出版社有限公司，2019．

[15] 王鑫．常见消化内科疾病治疗精要[M]．汕头：汕头大学出版社，2019．

[16] 杜闻博，徐大洲，岳冬静，等．消化系统疾病内科诊治[M]．北京：科学技术文献出版社，2019．

[17] 郭琨，莫菊英，岳宏宇，等．消化系统疾病内科处置[M]．北京：科学技术文献出版社，2019．

[18] 薛洪璐，周加军，董丽娜，等．现代内科临床精要[M]．2版．长春：吉林科学

技术出版社，2019.

[19] 赵献龙，马继松，孙锡高. 肿瘤中医临证精析[M]. 北京：中国科学技术出版社，2017.

[20] 郑心. 肿瘤中西医结合预防与治疗[M]. 济南：山东科学技术出版社，2018.